AF298910

DU

DÉTROIT INFÉRIEUR MUSCULAIRE

DU BASSIN OBSTÉTRICAL

PAR LE

Docteur Henri VARNIER

ANCIEN INTERNE DES HOPITAUX
ET DE LA MATERNITÉ DE LARIBOISIÈRE

PARIS

G. STEINHEIL, ÉDITEUR

2, rue Casimir-Delavigne, 2

1888

DU DÉTROIT INFÉRIEUR MUSCULAIRE

DU BASSIN OBSTÉTRICAL

DU

DÉTROIT INFÉRIEUR MUSCULAIRE

DU BASSIN OBSTÉTRICAL

PAR LE

DOCTEUR HENRI VARNIER

ANCIEN INTERNE DES HOPITAUX
ET DE LA MATERNITÉ DE LARIBOISIÈRE

PARIS

G. STEINHEIL, ÉDITEUR

2, rue Casimir-Delavigne, 2

1888

A M. L. H. FARABEUF

PROFESSEUR D'ANATOMIE A LA FACULTÉ DE MÉDECINE

Mon cher Maître,

C'est vous qui, depuis mon arrivée à Paris, avez été mon guide parmi toutes les difficultés de ma vie d'étudiant. Permettez-moi de vous dédier, comme un faible gage de ma reconnaissance, cette thèse dans laquelle je défends des idées qui, pour une grande part, sont vôtres.

22 mars 1888.

A MON MAITRE

M. A. PINARD

PROFESSEUR AGRÉGÉ A LA FACULTÉ DE MÉDECINE
ACCOUCHEUR DE LA MATERNITÉ DE LARIBOISIÈRE

INTRODUCTION

Depuis Ould et Smellie, le bassin de la femme a été tant de fois mesuré dans tous les sens; depuis Solayrès et Nægele, le mécanisme de l'accouchement a été étudié par tant d'accoucheurs émérites, que nous pourrons paraître à certains bien hardi d'oser remettre en question quelques points d'anatomie et de mécanisme depuis si longtemps jugés.

Pourtant, si j'en crois Duncan : « L'étudiant de nos jours doit savoir qu'il y a encore beaucoup à faire dans ce département de l'obstétrique et que bien des points, qui sont généralement regardés comme acquis, ont grand besoin d'être confirmés. »

J'ai été également frappé, et encouragé dans mes recherches, par cette note de MM. Tarnier et Chantreuil au chapitre où ils traitent « de l'inclinaison, courbure, plans et axes du petit bassin. » « Nous devons, disent-ils, en abordant ce sujet faire quelques réserves. Nous nous sommes conformés dans la description qui suit aux résultats obtenus par Nægele et nous avons eu en vue un bassin modèle. Mais il faut savoir que les types affectés par la nature s'écartent presque tous de ce bassin idéal. Des recherches nouvelles sont donc nécessaires pour faire rentrer les descriptions théoriques dans les limites d'une anatomie obstétricale plus exacte. »

Ma hardiesse est donc plus apparente que réelle. Voici comment elle m'est venue :

Au mois de mai 1886, alors que j'étais moniteur d'obstétrique à l'École pratique, M. Farabeuf voulut bien me prier de collaborer avec lui, et sous le contrôle de M. Pinard, à la rédaction d'un guide des manœuvres obstétricales qu'il projetait depuis longtemps.

Nous nous mîmes immédiatement à l'œuvre.

Mais, dès les premiers pas, nous nous trouvâmes arrêtés par la constatation de divergences notables entre l'anatomie dite obstétricale et l'anatomie descriptive du bassin.

Ces divergences, qui portaient surtout sur le détroit inférieur et le périnée, nous amenèrent bientôt à remettre en question certains points touchant la période d'expulsion de l'accouchement. Les recherches qu'elles entraînèrent nous prirent toute la fin de l'année et aboutirent à des conclusions qui, d'abord soumises à M. Pinard et discutées avec lui, furent exposées par M. Farabeuf dans une série de leçons faites en décembre à la Faculté de médecine.

Restait à mettre d'accord la clinique et l'anatomie, que d'aucuns considéraient comme inconciliables. C'est de cette partie de la tâche que je me suis chargé. Elle constitue ma contribution personnelle à l'œuvre commune. Si j'ai pu la mener à bonne fin, c'est grâce aux conseils que n'ont cessé de me prodiguer mes chers maîtres, MM. Farabeuf et Pinard, à qui m'attachaient déjà tant de liens de reconnaissance.

Ce travail comprend deux parties :

La première est un exposé d'opinions, une étude critique du détroit inférieur classique du bassin obstétrical. Elle tend à démontrer qu'un tel détroit, *ostéo-ligamenteux,* ne saurait jouer, à l'état normal, aucun rôle dans les phénomènes mécaniques qui se passent à son niveau au moment de l'accouchement.

Dans la seconde, j'expose les recherches expérimentales et les constatations anatomiques que j'ai faites sous la direction et avec l'aide de M. Farabeuf, et qui nous ont amenés à substituer à l'ancien détroit inférieur, ostéo-ligamenteux, un détroit inférieur musculaire constitué par la boutonnière pubo-coccygienne du releveur de l'anus.

Sur beaucoup d'autres points accessoires, je suis arrivé à des conclusions qui sont en désaccord avec ce qu'ont écrit et professé des maîtres anciens et modernes. J'ai dû le dire, car cela était nécessaire à ma démonstration. Mais j'ai chaque fois détaillé avec humilité mes raisons pour être pesées par les meilleurs juges. Si je puis les convaincre, j'aurai atteint le but que je me suis proposé.

PREMIÈRE PARTIE

CHAPITRE PREMIER

De l'importance très différente attribuée par les accoucheurs anciens et modernes au Détroit inférieur du bassin, comme obstacle à l'expulsion du fœtus.

Les anciens accoucheurs (je parle du xviiᵉ siècle) ne connaissaient guère comme obstacles maternels à la terminaison de l'accouchement que ceux qui siègent à l'orifice de la matrice et à la *sortie du bassin*.

Mauriceau, après avoir blâmé la conduite d'un chirurgien qui avait fait à une femme en travail une *incision au bas de la vulve*, s'imaginant faciliter par là l'accouchement, écrit :

2

« Dans ces sortes d'accouchements, *le plus grand empêche-*
ment ne procède pas des parties charnues extérieures, mais
seulement des parties intérieures, et principalement de l'arti-
culation du coccyx, qui ne cède pas aussi facilement, en se
réfléchissant en arrière, pour le passage de l'enfant, aux
femmes avancées en âge, qu'aux jeunes dans leur accouchement, comme aussi de l'orifice interne de la matrice, qui
étant plus dur et plus coriace, ne se dilate pas pour lors aussi
aisément qu'il fait dans un âge moins avancé. » (Observations
sur la grossesse, etc. T. II, p. 1, in-4°, Paris, 1738.)

Sennert, Amand, Peu professent les mêmes doctrines.
Tous sont d'accord sur ce point que « non seulement
le coccyx cause la difficulté de l'accouchement quand
ses ligaments sont trop roides, mais la mort de la mère
et de l'enfant. » (Sennert.)

Il faut donc, dans ces cas, employer les instruments,
tous meurtriers à l'époque, pour tirer l'enfant :

« Car il vaut mieux sauver la mère que l'enfant, quand l'un
et l'autre est en danger... et quand il y a longtemps que *la*
tête est engagée dans le passage, après l'écoulement des
eaux, on crèverait plutôt la mère que de pouvoir repousser
l'enfant et le retourner par les pieds ; et quand même l'enfant
aurait encore quelque peu de vie, il périrait certainement
dans l'opération, par l'extrême violence qu'il faudrait faire à
l'un et à l'autre pour en venir à bout. » (Mauriceau, T. I,
l. II, c. 16.)

Avec Deventer et de la Motte apparaît une notion
nouvelle, celle du bassin aplati (à peine entrevue par

Mauriceau) dans lequel « les os pubis s'approchent trop de la courbure supérieure du sacrum. »

Mais Deventer n'en continue pas moins à faire jouer un rôle considérable à la *sortie du bassin*, au détroit inférieur.

Désarmé contre le bassin rétréci (le forceps n'étant pas vulgarisé), c'est encore contre le coccyx qu'il dirige tout l'effort de son intervention.

« Si le bassin est bien formé, et qu'il ne pèche que parce qu'il est trop étroit pour laisser passer commodément la tête, la sage-femme, connaissant par l'attouchement que l'enfant se présente bien, et que le défaut vient *du bord trop étroit du bassin*, doit prendre patience, exhorter la femme à faire de même, et l'empêcher de faire des efforts violents ; et si les douleurs sont paresseuses, et ne viennent que rarement, il ne faut rien faire pour les accélérer. Il faut se donner du temps, afin de ne point fatiguer la femme en travaux inutiles, et de laisser prendre à la tête de l'enfant une figure oblongue, au moyen de laquelle elle puisse passer ; ce qui n'arriverait pas, si la femme faisait de fortes contractions.

« Il n'est pas possible à l'art d'écarter ou de resserrer les os du bassin. *Il n'y a que le coccyx*, ou la pointe de l'os sacrum, *qu'on puisse reculer, s'il empêche le passage de l'enfant, en avançant trop en dedans.* Et il est absolument nécessaire, dans le cas présent, que la sage-femme le recule, d'autant plus que sa main le fera beaucoup plus aisément que la tête de l'enfant.

« *Je me suis demandé plusieurs fois avec étonnement, pourquoi quelques sages-femmes étaient si longtemps à délivrer les femmes en travail, pendant qu'elles disaient que l'enfant était bien tourné, que les eaux étaient écoulées, que la tête avançait assez considérablement en dehors de l'orifice et que les douleur avaient assez de force.*

« *En examinant leur conduite, je vis qu'elles faisaient beaucoup d'attention à l'orifice de l'utérus et du vagin, qu'elles s'efforçaient d'ouvrir, en y faisant entrer successivement tous les doigts, en les tiraillant, et les déchirant en quelque sorte, pendant qu'elles n'en faisaient aucune au coccyx qui cependant est pour l'ordinaire le principal obstacle à la sortie de l'enfant.*

« Les plus avisées, suivant le conseil de certains auteurs, tentent, avec le bout du doigt, qu'elles font entrer dans l'anus, d'écarter *la pointe du coccyx, pendant que toute la force de la main est à peine suffisante.*

« Or je puis assurer avec confiance que, bien loin qu'un ou deux doigts d'une sage-femme faible puissent venir à bout de reculer le coccyx, la main entière de la plupart des sages-femmes, et même des accoucheurs faibles n'est point capable de le faire. *La main entière, je le répète,* introduite, non dans l'anus, mais dans le vagin.

« Si l'on me demande à présent comment j'écarte le coccyx, et fais venir l'enfant, malgré la petitesse du passage, je répons, que je commence par faire prendre à la femme la situation la plus commode, pour qu'elle puisse coopérer avec les douleurs à faire sortir le fœtus.

« Je la tiens à moitié assise, à moitié couchée, non tout à fait à la renverse, ni tout à fait droite, mais à demi renversée, les genouils un peu élevés, et les cuisses fort écartées; je la fais soutenir par deux personnes, *tellement approchée du bord du lit,* si je n'ai point de chaise à accoucher, *que le coccyx ne porte sur rien, et puisse reculer sans obstacle.* Alors je trempe ma main dans l'huile, ou je l'en frotte exactement. La main, je le répète, et non pas les doigts seulement; et je la fais

entrer en entier dans le vagin, ou même si la tête, ou le
derrière qui se présentent me le permettent, dans l'orifice de
l'utérus, de manière que la paume de la main soit en haut,
et le dos en bas, du côté du rectum et de l'os sacrum. La
main ainsi placée, j'avance les doigts sous la tête, le plus que
je peux, et même la recule, si elle m'empêche d'appuyer
ferme sur le coccyx. Ayant appuyé la main, j'avertis la femme
de faire des efforts à chaque douleur qu'elle sentira ; et
aussitôt que je la sens commencer, ce qui m'arrive souvent
avant que la femme s'en aperçoive, je lui parle ainsi :

« Courage, voici les douleurs qui commencent, pressez de
« toutes vos forces, je vous aiderai. »

« En disant ces mots, j'appuye plus ferme contre l'os
sacrum, en faisant couler la main en en bas, pour laisser la
place à la tête qui s'avance. Plus la douleur est violente, et
plus je pousse le coccyx en dehors ; et plus je le fais dans le
temps des douleurs, plus aussi la femme a de forces ; de manière que *le passage étant élargi*, et la femme pressant fortement, la tête de l'enfant avance. Je recommence autant de
fois qu'il en est besoin, ne laissant passer aucune douleur
inutilement. Je relève ainsi le courage de la femme, etc.,
qui a assez de forces pour faire ces contractions efficaces qui
la délivrent bientôt, etc. » (H. de Deventer. Observations
importantes sur le Manuel des accouchements, 1re partie,
p. 138 et suiv., trad. Bruier d'Ablaincourt. Paris, in-4°, 1734.)

Ce furent alors d'interminables discussions pour savoir si véritablement le coccyx gênait le passage de la
tête et si l'on pouvait le rétropulser.

Avec Mauriceau, Rœderer affirme la possibilité et la
nécessité de la rétropulsion.

« Il paraît, par l'observation qu'on a faite dans les personnes vivantes et dans les cadavres récents, que *dans les femmes qui viennent d'accoucher on peut le repousser de la longueur d'un pouce.*

« Si cet os n'était point mobile, les muscles coccygiens seraient inutiles, et cependant leur usage est de ramener le coccyx, qu'on a comprimé, dans sa première situation. On ne peut donc douter de la mobilité du coccyx.

« Comme l'axe conjugué inférieur est moindre que la capacité de la tête et que l'axe supérieur, cela est cause que dans l'accouchement qui est à terme, ces os, de même que l'anus et le périnée, cèdent plus ou moins. » On ne doit pas cependant regarder le coccyx comme un obstacle dans l'accouchement naturel, « puisqu'il cède à la violence des douleurs, aussi bien qu'à la chute de la tête sur un plan incliné. »

Toutefois « l'os du coccyx devient un obstacle qu'il faut que l'art ou les douleurs surmontent, toutes les fois que l'axe inférieur est défectueux, que la partie qui se présente est trop grosse, ou qu'étant trop inclinée en arrière, elle rend l'accouchement laborieux. » (Rœderer. Eléments de l'art des accouchements. — Trad. fr. in-8°. Paris, p. 14, 1775.)

Pour de Lamotte, cette nécessité de la rétropulsion n'est point démontrée.

« Peut-on croire, dit-il, ce que d'autres avancent que le coccyx peut causer un empêchement lorsqu'il se recourbe par trop en dedans, parce qu'en ce cas il s'approche de l'os pubis, et étrécit tellement le passage qu'il rend la sortie de l'enfant très difficile et même impossible ? Voyez Ruleau dans son opération césarienne.

« Il n'y a qu'à examiner la situation, la figure, l'articulation, et l'usage des trois petits os qui le composent pour être convaincu du contraire par *la distance qu'il y a de l'os pubis au coccyx*, l'on verra qu'*il en est beaucoup plus éloigné que l'os sacrum*, et que quand même il ne serait pas possible à l'accoucheur de renverser cet os avec son pouce, ce qui paraît pourtant très facile à faire, en l'examinant sur un squelette ou par l'ouverture d'un cadavre, il ne pourrait très sûrement résister à l'impétueuse sortie d'un enfant, qui non seulement déchire la fourchette, mais rompt, brise et écarte tout ce qui s'oppose à son passage, particulièrement dans un accouchement prompt, où le chirurgien doit donner toute son attention à prévenir ce désordre en soutenant ces parties contre la violence de ces efforts, et empêche par ce moyen que de deux ouvertures il ne s'en fasse qu'une seule..... *Ce qui me fait dire que ce n'est que manque de réflexion, que les auteurs ont regardé cet os comme un grand obstacle à l'accouchement.* » (De la Motte, Traité complet des accouchements, t. I, p. 395, in-8°, Paris 1765.)

Smellie croit que le coccyx n'est que très rarement un obstacle, mais parce que sa grande mobilité lui permet d'être repoussé par la tête :

« Le coccyx est mobile dans son articulation avec l'os sacrum. Les quatre os dont il est composé, le sont aussi dans leur articulation les uns avec les autres, et *ce mouvement se maintient toujours également dans les adultes* comme dans les enfants du plus bas âge. J'avoue cependant que dans les vieillards, et même quelquefois dans les jeunes personnes qui ont essuyé quelque coup dans ces parties, suivis de grandes douleurs et d'inflammations, on peut trouver les différentes portions de cet os tout à fait anchilosées les unes

avec les autres ; mais cet accident n'arrive que *très rarement*
et d'autant moins encore que le mouvement léger auquel ces
os sont exposés toutes les fois que l'on a besoin d'aller à la
selle, est un moyen pour entretenir leur mobilité. » (Smellie,
Traité de la théorie et pratique des acc., trad. de Preville. T. I,
p. 73. In-8°, 1754).

Il est très heureux d'ailleurs que cette mobilité existe,
car :

« La largeur de la partie inférieure du bassin est en raison
inverse (de la partie supérieure) lorsque le coccyx se trouve
forcé en arrière par la tête de l'enfant ; parce qu'alors, la distance qui se trouve entre le coccyx et la partie inférieure du
pubis est de *cinq pouces et un quart*, au lieu que la partie
inférieure et postérieure de l'un des os ischiums n'est éloi-
gnée que de quatre pouces et un quart de la même partie de
l'autre à son congénère. » (*Ibid*, p. 76.)

A quoi Burton répond :

« Quelques-uns imaginent que l'os coccyx est un obstacle
à la sortie de l'enfant. Mais j'avancerai, avec Lamotte, que
cela n'arrive jamais dans l'accouchement naturel, qui est
celui dont je parle, quand la femme est bien proportionnée,
car *la distance entre le pubis et le coccyx est plus grande
qu'entre le pubis et le sacrum;* par conséquent, lorsque
l'enfant aura franchi *le passage plus étroit*, il passera bien
plus aisément par le plus large. » (J. Burton. Système nouveau et complet de l'art des acc. T. I, p. 7. Trad. Lemoine,
in-8°, Paris 1771.)

Il y a plus :

« Selon Smellie, dit Burton (tome II, page 170), le coccyx est mobile dans son articulation avec l'os sacrum : or je suppose qu'il le juge *mobile à l'extérieur*, ou autrement il ne répondrait pas à ses vues. *Cela est si éloigné de la vérité*, que la nature a fait ces os du coccyx, avec une apophyse qui va obliquement en haut et extérieurement, appelée par Albinus apophyse oblique externe et qui est opposée à l'apophyse inférieure de la dernière pièce de l'os sacrum. Cette apophyse, dit Albinus, « *cum superiore primi ossiculi coccygis committitur* », d'où il est évident que la nature paraît l'avoir destinée à empêcher le coccyx de céder extérieurement. »

Burton trouve donc l'assertion de Smellie fort hardie et, à ce qu'il croit, peu conforme à l'expérience :

« *L'on découvrira son erreur si l'on essaie de pousser en arrière le coccyx de plusieurs femmes ; car il faut une grande force pour lui faire faire quelque mouvement chez la plupart et cela est impossible chez plusieurs.* » (Page 171, t. II.)

Et en terminant une critique fort longue, Burton dit :

Cette rétropulsion est inutile, « car en général, lorsque la tête de l'enfant est bien conformée, quoique l'accouchement soit difficile ou contre nature, *elle n'a jamais besoin pour passer que le coccyx soit repoussé d'un pouce*, et il est même impossible qu'il le soit, sans être rompu ou disloqué ».

On voit néanmoins, peu à peu, se dégager la doctrine formulée par Levret :

« Si le coccyx n'est pas vicieusement conformé et qu'on ne

3

s'oppose pas à sa rétrocession, il ne porte point d'obstacle à l'accouchement.....

Car « le coccyx des femmes est ordinairement à tout âge plus mobile que celui des hommes du même âge.

« L'on trouve quelquefois, il est vrai, dans les femmes qui ont passé quarante ans sans avoir fait d'enfants, la première des vertèbres du coccyx soudée avec la dernière pièce de l'os sacrum ; les autres pièces osseuses qui composent le coccyx se soudent aussi quelquefois dans un âge avancé, mais j'ai observé que c'est presque toujours la jonction de la première avec la seconde vertèbre de ces os qui reste le plus longtemps mobile.

« Il y a cependant quelques cas où le coccyx est par lui-même la cause essentielle du retardement de la sortie de la tête de l'enfant à terme et vivant. » (Levret. L'art des accouchements, p. 4, in-8. Paris, 1766.)

Telle est encore, aujourd'hui, l'opinion de nos classiques, qu'on pourrait formuler ainsi :

« En dehors des cas étudiés par Trefurt (ankylose), le coccyx n'est, en aucune façon, la cause du *retardement* de la sortie de la tête de l'enfant à terme et vivant. »

On voit combien de ce chef diminuait l'importance du détroit inférieur, seule préoccupation des anciens.

Il fallait cependant expliquer pourquoi, chez les primipares par exemple, et chez certaines multipares, la période d'expulsion est si longue lorsque, comme dit Deventer, « l'enfant est bien tourné, que les eaux sont écoulées, que la tête avance assez considérablement en dehors de l'orifice, et que les douleurs ont assez de force. »

Ce qu'on attribuait jadis au détroit coccy-pubien fut reporté par les uns au *périnée*, entité assez mal définie, comme nous le montrerons plus loin; par les autres, à l'orifice vulvaire.

Mais le périnée et l'orifice vulvaire eux-mêmes devaient finir par se voir contester la plus grande part de leur influence aux dépens de l'orifice hyménéal.

Voici, en effet, comment M. Budin décrit le mécanisme de l'accouchement à la période que nous avons constamment envisagée : *l'expulsion.*

« C'est la résistance de l'orifice vaginal (orifice hyménéal) qui, chez les primipares, rend si longue la période d'expulsion ; on peut dire que chez elles, la tête doit franchir successivement trois orifices : l'orifice utérin, l'orifice vaginal, l'orifice vulvaire, èt la résistance offerte par l'orifice vaginal n'est pas la moins considérable. Evidemment, le plancher périnéal et l'orifice vulvaire peuvent aussi, dans certains cas, mettre obstacle à l'accouchement; nous en avons observé des exemples, mais nous sommes convaincu que *cet obstacle est le plus souvent dû à l'orifice vaginal.* » (P. Budin. Obstétrique et Gynécologie ; recherches cliniques et expérimentales. P. 282 et 286, in-8, Paris 1886.)

On remarquera que M. Budin ne tient aucun compte du *détroit inférieur*, et cet oubli dans lequel il le relègue est très justifié si le détroit inférieur est réellement tel que l'ont décrit jusqu'ici la grande majorité des accoucheurs.

Qu'est-ce, en effet, que le détroit inférieur obstétrical des auteurs?

CHAPITRE II

Forme et dimensions du Détroit inférieur ostéo-ligamenteux d'après l'enseignement classique.

Le détroit inférieur est cette région du bassin encore appelée détroit périnéal ou sommet du bassin, dont le contour est formé « par la partie inférieure de la symphyse du pubis, la branche descendante de l'ischion et sa tubérosité, le bord inférieur du grand ligament sacro-sciatique et le bord et la pointe du coccyx. » (Cazeaux, p. 17.)

Quels sont les diamètres de ce détroit ?

Ce sont :

L'antéro-postérieur ou coccy-pubien qui mesure 11 cent.
Le transverse ou bi-ischiatique....   —   11   —
Les obliques.............. ....   —   11   —

Onze partout, d'après la formule connue.

Voici, à l'appui des assertions précédentes, quelques citations empruntées à des auteurs de nationalités différentes :

BAUDELOCQUE

« *Du détroit inférieur.* On doit y remarquer autant de diamètres que dans le détroit supérieur; leur longueur est communément d'environ 4 pouces (10c8mm). Quoique le transversal, ou celui qui s'étend d'un ischium à l'autre, soit assez souvent un peu plus étendu que celui qui va de la pointe du coccyx au bas de la symphyse du pubis, il doit passer pour le plus petit, relativement à l'accouchement, parce que le dernier s'augmente ou peut s'augmenter dans la proportion que la pointe du coccyx s'éloigne du pubis. » (T. I, page 40. J.-L. Baudelocque. L'art des acc. 3e éd. in-8. Paris, 1796.)

Madame Boivin

« Au détroit périnéal, on distingue de même deux diamètres principaux : *l'un grand ou antéro-postérieur, que l'on nomme mieux encore coccy-pubien*, se mesure de la pointe du coccyx à l'arcade du pubis ; son étendue est à peu près de 4 pouces (110 mm); mais il faut observer que, par la mobilité du coccyx, la rétrocession dont il est susceptible, l'étendue de ce diamètre peut, par le passage de la tête, augmenter d'environ six lignes (12mm); l'autre diamètre, que l'on nomme *petit ou transversal* ou ischiatique, se mesure d'une tubérosité de l'ischium à l'autre ; son étendue est aussi d'à peu près 4 pouces (110mm). » (*Mémorial de l'art des acc.*, 2e éd. in-8. Paris, 1817 ; p. 25.)

Velpeau

« On trouve généralement 4 pouces à chacun de ces diamètres (coccy-pubien, bis-ischiatique, oblique) ainsi que le dit déjà Levret. (Art des accouchements, page 6.)

« Cependant Meckel donne au premier 4 pouces 4 lignes (11c6) et 4 pouces 6 lignes (12c) au second.

« Deleurye avance au contraire, comme Smellie et Barbaut (Cours d'accouchements, t. Ier, page 29), qu'ils ont 4 pouces 1/4 en tous sens.

« C'est à tort, assurément, que Delpech accorde, terme moyen, 4 pouces et demi à l'un et 5 pouces à l'autre. La mobilité du coccyx et la souplesse des ligaments ischiatiques font que le diamètre antéro-postérieur est susceptible d'une ampliation de 4, 6, 8 ou même 12 lignes, et que les diamètres obliques peuvent évidemment s'allonger aussi. Le transversal, au contraire, m'a le plus souvent présenté quelques lignes de moins de 4 pouces .» (Traité complet de l'art des acc. T. I, p. 18, 2ᵉ éd., in-8. Paris, 1835.)

Jacquemier

« Le diamètre coccy-pubien, droit, antéro-postérieur, mesuré de la pointe du coccyx au sommet de l'arcade des pubis, a 108 mill. et même plus, en tenant compte de la mobilité du coccyx. Le diamètre bis-ischiatique transverse a la même étendue. Pour les diamètres obliques, on trouve 121 mill. en faisant la part du refoulement, à la vérité peu étendu, que peuvent éprouver les ligaments sacro-sciatiques..... On évalue la circonférence du détroit périnéal à 35 cent. (13 pouces). » (Manuel des accouch. T. I, p. 18. Paris, 1846.)

Cazeaux

« Le détroit périnéal a des dimensions qu'il est très important de connaître.

« On a distingué trois diamètres :

« 1° Un antéro-postérieur ou coccy-pubien, il a 11 cent. ; mais, par la rétrocession du coccyx, il peut acquérir, au moment du travail, 12 centimètres.

« 2° Le diamètre transversal, a 11 centimètres.

« 3° Le diamètre oblique, a 11 centimètres, mais à cause de l'élasticité des ligaments il peut acquérir au moment du travail 1 cent. de plus.

— 24 —

« Tous les diamètres du détroit inférieur ont donc 11 cent.
sur le bassin sec ; mais au moment de l'accouchement leurs
dimensions peuvent varier beaucoup. » (Traité théorique et
pratique de l'art. des acc., 9ᵉ éd. revue et annotée par
S. Tarnier. In-8°, Paris 1880, p. 19.)

P. Dubois

« On assigne à ce détroit (inférieur) comme au précédent
quatre diamètres : un antérieur ou coccy-pubien, étendu de
la pointe du coccyx au sommet de l'arcade pubienne; un
transversal ou bis-ischiatique, dirigé du milieu de la surface
interne de l'une des tubérosités de l'ischion au même point
de la tubérosité opposée ; deux obliques, qui partant du milieu de chacun des ligaments sacro-sciatiques, se rendent au
milieu de la hauteur de chacune des branches ischio-
pubiennes du côté opposé. L'étendue commune de ces
diamètres est de onze centimètres, et le développement de la
circonférence est de trente-quatre centimètres environ. »
(Traité complet de l'art des accouchements. Tome Iᵉʳ, p. 58.
Paris, in-8°, 1849.)

A. Lenoir

« Le détroit périnéal (pl. 4, fig. 2) a trois diamètres : l'un
s'étend du sommet du coccyx au sommet de l'arcade pubienne, on l'appelle coccy-pubien et antéro-postérieur ; il a
108 mill. (4 pouces), mais il peut gagner jusqu'à 27 mill.
(1 pouce) par le renversement du coccyx en arrière.

« Un autre s'étend transversalement d'une tubérosité ischiatique à l'autre ; on le désigne sous le nom de diamètre
bi-ischiatique et de diamètre transverse. Il a en général
108 mill. (4 pouces). M. Velpeau et Aitken lui ont le plus

souvent trouvé quelques lignes de moins ; mais il n'est pas rare de lui en trouver quelques-unes de plus.

« Le dernier diamètre, qui se porte du milieu du bord antérieur du grand ligament sacro-sciatique d'un côté au point de réunion des branches de l'ischion et du pubis du côté opposé, coupe obliquement les deux autres : il est connu sous le nom de diamètre oblique ; il a 108 mill. (4 pouces). Toutefois la souplesse des ligaments qui le bornent en arrière lui permet de s'allonger de quelques lignes encore, etc. » (Atlas complément. de tous les Traités d'acc.; p. 18, in-4°. Paris, 1865.)

Depaul

« Les diamètres du détroit inférieur sont : 1° un diamètre antéro-postérieur ou coccy-pubien étendu de la pointe du coccyx à la symphyse pubienne, mesurant 11 centimètres sur un bassin normal... Ainsi, tous les diamètres du détroit inférieur ont une même mesure, mais le diamètre coccy-pubien seul peut s'agrandir d'une façon notable ». (Art. « Bassin, » *Dict. Encyclopédique des sciences méd.*, t. VIII, p. 432, 1876.)

Playfair

« En prenant la moyenne d'un grand nombre de bassins, on peut s'arrêter aux chiffres suivants chez la femme.

Détroit inférieur : Diamètre antéro-postérieur... 12 c. 5

                 Transverse............... 10 8 »

(Traité théorique et pratique de l'art des acc. Trad. française, p. 14, in-8°. Paris, 1879.)

J. Hubert

« Détroit inférieur (fig. 25). Tous les diamètres sont égaux : 11 cent., mais ils peuvent s'allonger. »

Et en effet la figure porte : coccy-pubien de 11 à
13 c. 1/2. (Cours d'accouchements, t. I, p. 214, in-8.
Louvain, 1869.)

Je pourrais multiplier les citations ; les précédentes
paraîtront, je l'espère, tout à fait suffisantes à l'établis-
sement de la proposition suivante :

*En résumé, tous les diamètres du détroit inférieur
classique ont 11 centimètres à l'état statique.*

*Mais, ajoute-t-on, par la rétropulsion possible du
coccyx, le diamètre coccy-pubien est de tous ceux du détroit inférieur celui dont la longueur est la plus grande.
La position de l'occiput en avant accommode donc le
plus grand diamètre de la tête au plus grand diamètre
du passage osseux qu'il doit franchir.*

Et, dans certains ouvrages (Playfair, Barnes, Hubert),
on peut voir le diamètre coccy-pubien évalué après rétropulsion maxima à **13 c. 3**. La rétropulsion, pour
ces auteurs, porte donc bien sur un diamètre qui a déjà
11 *à l'état statique.*

CHAPITRE III

Comparaison des dimensions attribuées aux
diamètres du détroit inférieur, spécialement
au diamètre coccy-sous-pubien, avec celles
du diamètre maximum (sous-occipito-frontal) qui les traverse pendant l'accouchement. — Conséquences logiques de cette
comparaison.

Quel est le plus grand diamètre de la tête fœtale qui
doit s'accommoder au plus grand diamètre du passage
osseux qu'il doit franchir ?

Il suffit de se rappeler le mécanisme de l'accouchement, et de regarder de profil une tête fœtale pour reconnaître que c'est *le diamètre qui va de la nuque à la
saillie du front.*

Quelle est sa longueur ?

Chose étrange, ce diamètre, *un des plus importants*
au point de vue du mécanisme de l'accouchement, a été
de tous les diamètres de la tête fœtale le moins mesuré.
On peut même dire que jusqu'à il y a dix ans, il n'en
a pour ainsi dire pas été question.

Il me suffira, pour le prouver, de rappeler qu'on n'en

trouve aucune mention dans la thèse de M. Budin (1876)
(*De la tête du fœtus au point de vue de l'Obstétrique. —
Recherches cliniques et expérimentales*).

Ce n'est qu'en 1879 (*Archives de Tocologie*) dans un
mémoire ayant pour titre : *Nouvelles recherches sur les
dimensions de la tête du fœtus*, écrit en collaboration
avec M. Budin, que M. Ribemont attire, après M. Duncan, l'attention sur le *diamètre sous occipito-frontal.*

« A ces différents diamètres de la tête fœtale, nous aurions
pu en ajouter un autre sur lequel Matth. Duncan a récemment
appelé l'attention : c'est le diamètre sous-occipito-frontal,
auquel répond une circonférence, la circonférence sous-
occipito-frontale qui passe par le point de rencontre de
l'occipital et de la nuque et par les bosses frontales. Cette
circonférence n'est pas sans importance. En effet, lorsque,
pendant l'accouchement par le sommet, la tête se dégage à
travers *les orifices vaginal et vulvaire, la région sous-occipitale
étant appliquée sur le bord inférieur de la symphyse pubienne,
au fur et à mesure que la tête se défléchit, on voit successivement
se dégager les diamètres sous-occipito-bregmatique et sous-occipito-frontal* dont l'étendue va en augmentant. Souvent, ainsi
que l'a dit Duncan, et on observe particulièrement bien ce
fait lorsque la femme accouche sur le côté, l'orifice vulvaire
reste intact jusqu'au moment où le front va sortir, et c'est à
l'instant où il se dégage que la déchirure de la commissure
postérieure de la vulve et celle du périnée se produisent.
C'est que ce diamètre sous-occipito-frontal est plus étendu et
que la circonférence qui lui correspond est également plus
grande.
«Nous avons, dans cinquante-huit cas, mesuré les dimensions
du diamètre et de la circonférence sous-occipito-frontale.

« Afin de ne pas compliquer nos tableaux, nous n'avons pas rapporté ces mensurations, mais nous avons vu *qu'en moyenne le diamètre sous-occipito-frontal mesure presque 1 centimètre de plus que le diamètre sous-occipito-bregmatique.*

« Si on prend les enfants de la classe D, du poids moyen de 3,250 gr., on voit que le diamètre sous-occipito-frontal mesure 11 centimètres environ et la circonférence sous-occipito-frontale, de 32 cent. 1/2 à 33 centimètres.

« Ces chiffres sont à peu près semblables à ceux qu'avait indiqués M. Duncan. Duncan avait en effet trouvé, *tout en notant que ses chiffres ne reposaient que sur un petit nombre de cas, 10 cent. 1/2* pour le diamètre et 32 cent. 1/2 pour la circonférence sous-occipito-frontale. »

Il est curieux de rapprocher ces chiffres de ceux donnés au siècle dernier par Burton et depuis oubliés :

« En admettant qu'il y a d'une oreille à l'autre trois pouces ou trois pouces et demi, distance qui en général est la plus grande que l'on puisse supposer, il y a un pouce de plus (4 pouces à 4 pouces 1/2) *du front à la nuque du cou* (10 cent. 1/2 à 11 cent. 38).

et par Smellie (T. I, p. 83).

« La tête des enfants qui ont passé librement au travers du bassin, et même encore de ceux qui ont été délivrés par les pieds, mais dont la tête n'a souffert aucune altération dans sa figure, malgré les circonstances extraordinaires de leur naissance, la tête de ces enfants, dis-je, se trouve ordinairement plus étroite environ d'un pouce, d'une oreille à l'autre, qu'elle ne l'est *du front à la nuque.* »

Les moyennes précédentes ne me paraissant pas suffire à la démonstration que je poursuivais, j'ai dû reprendre les mensurations faites par les auteurs précédents, en les faisant porter sur un plus grand nombre de sujets.

Je résume mes observations dans les tableaux suivants :

Le premier (page 32 à 37) comprend les mensurations obtenues sur les enfants de 2.000 à 3.000 gr.

Le second (page 38 à 45), de 3.000 à 3.500.

Le troisième (page 46 à 49), de 3.500 à 4.000.

Le quatrième (page 50 à 51), de 4.000 à 5.000.

Toutes les mensurations ont été faites *immédiatement* après la naissance de l'enfant.

TABLEAUX

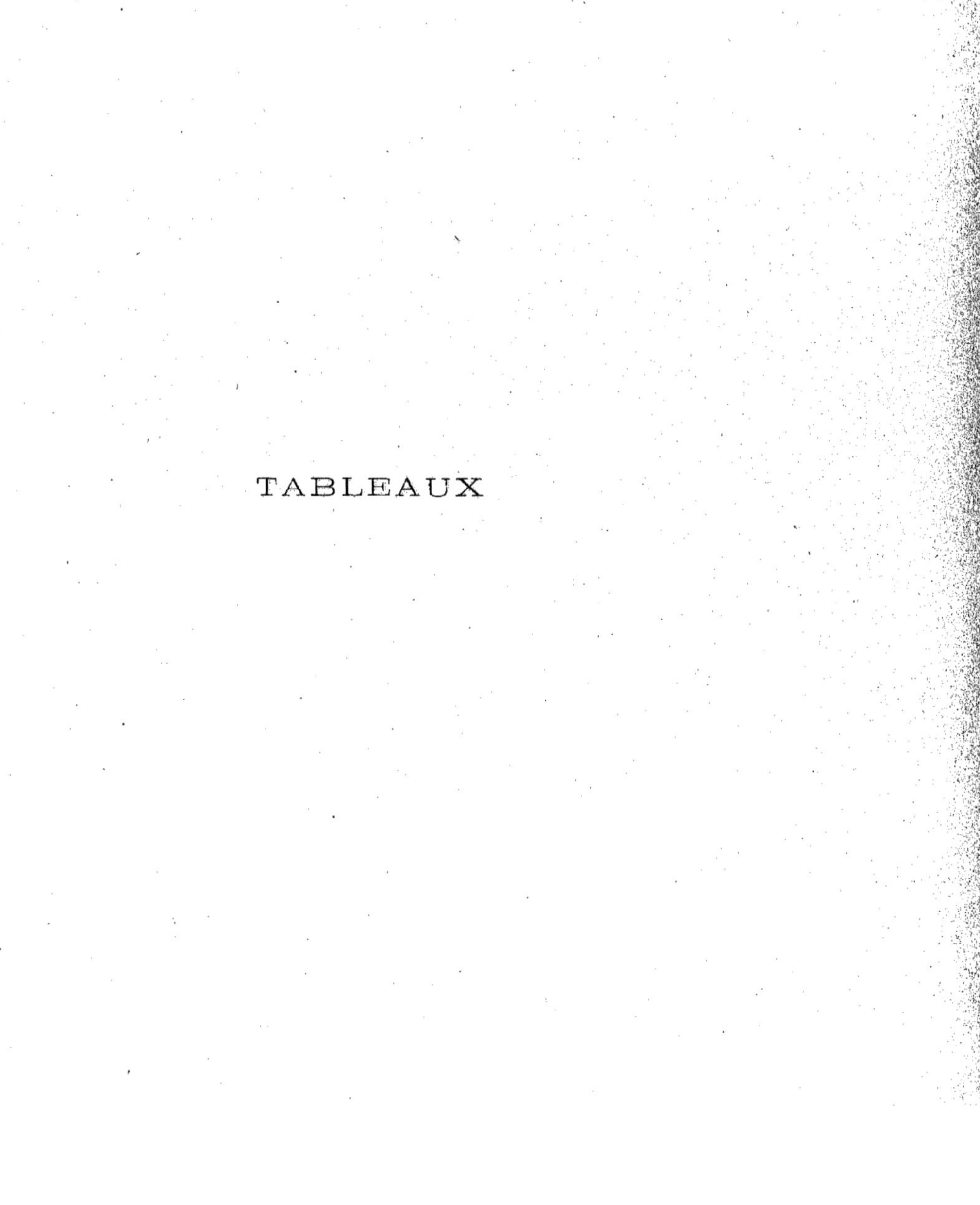

NUMÉROS	NOM DE LA MÈRE	ÂGE	NOMBRE des accouchements	ÉPOQUE des dernières règles	DATE DE L'ACCOUCHEMENT
1	A. Rougeron	20	3	21 octobre	11 juin 2 h. m.
2	Sain	17	1	8 septembre	14 juin 4 h. m.
3	Marlin	23	2	8o septembre	14 juin 4 h. 45 m.
4	J. Gros	27	3	4 septembre	17 juin 9 h. s.
5	Vernocey	24	2	10 septembre	18 juin 0 h. s.
6	Cony	33	4	0 septembre	Siége. 21 juin 4 h. m.
7	Verneuil	21	1	30 septembre	21 juin 8 h. 30
8	Van den Kynde	10	1	18 septembre	Siége. 22 juin 3 h. s.
9	Bouckel	20	1	7 8 mois 1/2	23 juin 8 h. m.
10	Mme Wood	17	1	12 septembre	23 juin midi
11	Irma Poiron	20	1	10 octobre	12 juillet
12	Joseph. Velasse	25	2	23 octobre	13 juillet 1 h. m.
13	Eug. Jouan	20	1	24 novembre	16 juillet midi
14	Joseph. Millet	21	1	15 octobre	16 juillet
15	Marie Namboul	19	1	12 au 15 octobre	16 juillet
16	Mme Beuty	24	2	?	1er août
17	Eva. Vavasseur	22	1	26 novembre	14 août 3 h. s.
18	M. Gibert	21	2	1er janvier	10 septembre 10 h. m.
19	G. Behot	27	2	21 décembre	16 septembre 10 h.
20	Guilen	21	2	20 décembre	21 septembre 3 h. m.
21	Pary	39	5	10 décembre	27 septembre
22	Anarotti	22	1	25 septembre	28 septembre 3 h. s.
23	Adam	19	2	0 janvier	25 septembre
24	Cohencau	25	2	30 janvier	24 septembre 3 h. s.
25	Girard	24	8	13 décembre	25 septembre 10 h. s.
26	Brisollo	31	3	23 décembre	22 septembre 8 h. s.

POIDS et sexe de l'enfant	LONGUEUR	O.F.	O.M.	S.O.B.	S.O.F.	S.O.N.	S.O.M.	M.	B.T.	M.O.F.	O.F.
3.630 g.	45	11	11.5	8.5	9.5	?	?	8	7	35	29
2.620 g.	47	11.8	13.2	9.9	11	9.9	9.9	8.3	7.8	39	33
3.800 g.	44	11	12	8.9	10	9.8	9	9	7	29	29
3.000 g.	48	10.3	12.5	9.8	10.5	9.5	8.7	9.5	8.3	30	31
3.980 g.	49	12.2	13.8	10.3	11	10.2	10	9.0	8.1	34	31
3.530 g.	47	11	13	9.3	10.4	»	»	9.2	7.5	30	31
2.150 g.	47	10.6	12	9.5	9.7	8.6	0	9	7.3	20	20
2.850 g.	»	11.0	12.1	8.9	11	9.9	9.0	9.8	8.2	30	32
3.250 g.	»	11.8	13.0	9.0	10.3	»	»	8.2	8.4	29	30
2.880 g.	47	13	13.5	9.9	10.2	»	»	9.5	8	29	30
3.700 g.	»	11.8	12.8	8.3	9.7	9.7	»	8.7	7.8	28	29
3.800 f.	47	11.2	13.2	9.5	10.4	9.9	»	8.9	7.7	29	30
2.680 f.	65	11	12.5	9.9	10	»	»	8.3	7.8	29	30
2.000 g.	45	10.6	13	9.0	9.8	»	»	8.8	7.9	30	30
3.640 g.	46	11.2	13.7	10.2	10.6	»	»	9.7	8.8	31	32
3.450 g.	45	11.4	12.4	9.2	10.0	»	»	0	7.8	29	30
2.530 g.	48	11	13	9.0	10.5	10	»	9.2	7.8	29	31
2.500 f.	49	11.8	13.2	9.6	10.6	10	»	8.5	7.8	29	30
2.650 f.	»	10.5	12.8	9.1	10	9.2	»	8.2	7.5	28	30
2.330 f.	44	10.9	12.8	9.8	9.6	0	»	8.5	8.2	28	28
2.630 g.	44	10.0	12	9.0	10.3	9.6	»	9.1	7.8	29	31
2.030 g.	47	11	13.3	9.8	10.1	0.5	»	9.4	8.2	29	31
2.820 g.	46	10.9	12.9	9.7	10.5	8.7	»	9.8	8.8	30	30
2.360 g.	49	11.9	12.8	9.6	10	5	»	8.0	7.8	30	31
2.870 f.	47	11	12.9	9.8	9.0	9.2	»	8.5	7.3	28	29.5
2.780 f.	44	10.0	12.8	9.2	10	»	»	8.5	7.5	29	31

NUMÉROS	NOM DE LA MÈRE	ÂGE	NOMBRE de grossesses	ÉPOQUE des dernières règles	DATE des accouchements
27	Ranger	51	1	23 décembre	29 septembre 3 h. m.
28	Tilté	21	1	4 décembre	1er octobre 11 h. s.
29	Charpentier	58	2	17 décembre	1er octobre 1 h. m.
30	Foussereau	50	4	?	2 octobre 5 h. m.
31	Jeanbin	37	5	30 janvier	7 octobre 3 h. m.
32	Bedouille	32	6	20 décembre	3 octobre 5 h. m.
33	Omett	17	1	6 janvier	11 octobre 4 h. m.
34	Barr	23	1	23 décembre	11 octobre 4 h. m.
35	Lori	23	5	8 janvier	12 octobre 9 h. s.
36	Deliaux	24	1	10 janvier	14 octobre 7 h. m.
37	Médart	20	1	24 janvier	10 octobre 5 h. m.
38	Carreau	30	8	14 janvier	21 octobre 7 h. m.
39	Gutle	20	1	31 janvier	22 octobre 5 h. m.
40	Gaure	22	4	10 janvier	25 octobre 4 h. m.
41	Buhninen	18	1	18 janvier	26 octobre 9 h. s.
42	Ballodier	23	1	30 janvier	1er novembre 10 h. s.
43	Templier	27	1	22 janvier	8 novembre 3 h. s.
44	Bencq	29	4	4 février	2 novembre minuit
45	Rousseau	22	1	19 février	9 novembre 1 h. s.
46	Habrulle	29	1	8 février	9 novembre 11 h. m.
47	Lardin	31	3	8 mars	3 décembre midi
48	Syroe	33	2	10 avril	11 décembre 0 h. m.
49	Charpentier	21	1	4 février	11 décembre 8 h. m.
50	Humeur	25	1	9 avril	5 décembre 7 h. s.
51	Mocquet	17	1	11 mars	5 décembre 7 h. m.
52	Hamey	24	2	28 mars	5 décembre 6 h. m.

POIDS et sexe de l'enfant	LONGUEUR	DIAMÈTRES DE LA TÊTE								CIRCONFÉRENCES	
		O. F.	O. M.	S. O. M	S. O. F	S. O. M	S. O. M	B. P.	B. T.	S. O. M	S. O. F
2.100 f.	47	11.5	13	8.8	9.5	»	»	8	7	27	29
4.000 g.	43	11.5	13.2	9.2	10	9.5	»	8.3	8.6	29	31
2.700 f.	39	11	13.7	9.3	10.2	9.4	»	9.2	8	30	31
2.500 f.	40	11	13.3	9.0	10.6	9.0	»	9.4	8.3	29	31
2.700 f.	48	10.5	12.7	8.7	10.3	9.0	»	8.1	8.1	30	31
2.370 g.	»	10.5	12.3	10	10.5	9.8	»	8.7	7.8	29	30
2.400 f.	45	11	12.8	9.3	9.8	9.3	»	9	8.4	29	29
2.330 g.	43	11.6	12.5	9.9	10	9.9	»	8.8	7.4	29	30
2.700 f.	40	10.9	12.7	9	10.2	9.8	»	8.8	7.7	29	30
2.870 f.	46	12.4	13.7	9.8	11	9.6	»	9.8	8.8	31	32
2.500 g.	47	9.5	12.8	9.4	9.7	9.1	»	9	8.1	29	30
2.730 f.	48	11.3	12.3	9.1	10.8	9.0	»	9.1	8.5	30	31
2.900 g.	46	11.6	13.2	9.8	10.3	9.8	»	8.7	7.0	30	34
2.180 f.	47	11	12.4	9	10	9.8	»	8.5	8.5	29	30
2.830 g.	46	11	13	9.4	10.4	0.0	»	8.1	8.3	29	31
2.500 g.	48	11.1	12.5	9.8	10.3	10	»	8.6	8	30	31
2.800 f.	47	11.6	13	9.4	10.4	9.0	»	8.8	8.1	29	30
2.830 g.	48	11.3	12.0	9.4	10.2	9.8	»	9.1	8	29	31
2.830 f.	48	11.3	13	9.2	10.2	9.9	»	9.1	8.1	29	31
2.030 g.	48	11.1	12.9	9.1	10	9.8	»	8.3	8.3	30	32
2.500 f.	47	11	13.2	9	10.1	9.7	»	8.9	8	30	31
2.580 g.	48	11	13	9.7	10.5	10.2	»	9.2	8	30	31
2.880 f.	48	11.4	12.4	9.8	10.4	9.7	»	9	7.8	27	30
2.580 g.	43	11.2	12.9	9.4	9.8	9.1	»	9.2	7.0	29	30
2.680 f.	40	11	14	9.4	10.4	10	»	8	7.8	29	30
2.100 g.	43	10	13.2	9.4	9.8	9.3	»	8.9	7.3	28	29

NUMÉROS	NOM DE LA MÈRE	AGE	NOMBRE de grossesses	ÉPOQUE des dernières règles	DATE de l'accouchement
53	Castellan	25	4	25 avril	10 décembre 11 h. m.
54	Douphé	24	1	10 avril	20 décembre 10 h. s.
55	Roche	28	3	14 avril	20 décembre 4 h. s.
56	Bassari	21	1	21 mars	20 décembre 1 h. s.
57	Tourocer	28	1	5 mars	21 décembre 3 h. s.
58	Cérosi	20	3	fin février	11 novembre 7 h. m.
59	Frénis	28	2	16 janvier	13 novembre 9 h. m.
60	Piou	28	2	20 janvier	1er novembre 9 h. s.
61	Bequari	23	3	?	31 novembre 8 h. m.
62	Parisot	19	1	15 février	8 novembre 11 h. m.
63	Sayte	28	1	fin février	25 novembre 6 h. m.
64	Biquier	24	1	24 février	22 novembre 3 h. s.
65	Chapui	30	3	20 mars	25 novembre 10 h. s.
66	Deschamps	25	2	25 février	25 novembre 11 h. s.
67	Branuni	37	2	8 avril	10 janvier 10 h. m.

POIDS et sexe de l'enf.	LONGUEUR	O. F.	O. M.	B. O. B	B. O. F.	B. O. N	B. O. M	B. P.	B. T.	B. O. B	B. O. F.
2.620 g.	45	11	12.5	9.1	10	9.6	»	8.6	7	29	20
2.475 g.	43	11.2	13.2	9.4	10.2	9.8	»	8.6	7.7	30	30
2.850 f.	47	11.4	12.5	8.6	10.8	10.4	»	9	7.8	30	30
2.320 f.	44	10.6	12.5	8.4	9.8	0	»	8.6	7	27	27
2.470 f.	45	11	13	9.1	10.3	9.7	»	9.5	7.8	29	31
2.480 g.	48	10.8	12.7	9.3	10.7	10	»	8.8	7.8	20	30
2.400 f.	46	10.4	13	9.8	10	9.5	»	8.8	7.8	20	29
2.200 g.	50	10.8	12	9	10	9.5	»	8.3	7.5	28	29
2.300 g.	48	11.3	13.2	9.3	10.1	9.4	»	8.7	8	29	29
2.000 g.	48	11.8	13	9	10.2	9.8	»	9.3	7.0	31	32
2.720 f.	48	14.5	13.2	9	10.8	9.5	»	8	7.5	29	29
2.300 g.	48	11.5	12.8	9.6	10.2	10	»	9.3	7	29	30
2.330 f.	49	11.1	13	10	10.6	9.1	»	9.3	8.7	30	32
2.820 f.	»	10	13.6	9.2	8.7	9.5	»	9	7.6	29	29
2.350 f.	45	10.4	12.5	9.5	10.2	10	»	9.5	8	30	30

NUMÉROS	NOM DE LA MÈRE	AGE	NOMBRE de grossesses	ÉPOQUE des dernières règles	DATE DE L'ACCOUCHEMENT
68	Arcélie Hard	20	1	2 septembre	13 juin 87
69	Bouch	30	2	14 septembre	14 juin 4 h. m.
70	Jourdain	24	1	12 à 15 septembre	14 juin 3 h. 1/2
71	L. Rigaut	21	2	fin août	15 juin 9 h. s.
72	Serrurier	32	10	25 septembre	29 juin
73	F** Gisselle	30	4	18 septembre	30 juin 5 h. m.
74	Veuve Pinaud	31	4	20 septembre à 1er octobre	29 juin 6 h. m.
75	F** Beulle	23	1	21 septembre	30 juin 4 h.
76	F** Runxif	21	3	24 septembre	2 juillet 4 h. m.
77	Marie Dupuis	24	2	29 septembre	2 juillet 3 h. m.
78	Phil. Cagé	22	1	30 septembre	10 juin 9 h. m.
79	Bureau Léonie	25	2	3 octobre	5 juillet 2 h. m.
80	Rosselio	90	3	?	3 juillet 3 h. s.
81	X	»	»	«	5 juillet 9 h. s.
82	De Fou	33	3	17 septembre	6 juillet 4 h. 1/2
83	Guillard	23	10	8 octobre	6 juillet 6 h. 20
84	Cl. Seignouret	20	1	22 octobre	13 juillet 4 h. s.
85	Graillard	26	1	20 septembre	11 juillet 8 h. m.
86	B. Devallée	21	2	15 au 16 octobre	12 juillet
87	F** Laporte	28	5	10 octobre	13 juillet 1 h. m.
88	Marie Uzacher	23	1	3 octobre	19 juillet 10 h. m.
89	F** Delage	24	1	18 au 22 octobre	19 juillet
90	Mlle Leroy	23	1	fin septembre	21 juillet
91	Veuve Bourgeuret	27	4	fin octobre	3 août 4 h. m.
92	M. Magnier	99	1	1 novembre	3 août 5 h. m.
93	P. Henos	21	2	5 novembre	4 août 8 h. s.

POIDS et sexe de l'enfant	LONGUEUR	DIAMÈTRES DE LA TÊTE								CIRCONFÉRENCES	
		O.F.	O.M.	S.O.B.	S.O.F.	S.O.M.	S.O.B.	B.P.	B.T.	S.O.B.	S.O.F.
3.250 f.	59	11.5	13	9.7	10.5	9.7	9.7	9.0	7.4	30	31
3.100 g.	48	12	13.5	9.9	10.0	10	7	9	8	30	32
3.410 f.	50	13.4	14.7	10	11	10	10	9.5	8.7	31	33
3.400 g.	49	11.5	13	9.5	10.0	10.2	10.2	9.5	8.3	30	32
3.370 g.	50	12	13.5	10.1	11.3	10.4	10.3	9.2	8	31	31
3.130 g.	48	12.0	14	9.5	11	10	10	9.6	8.5	31	32
3.400 g.	49	11.9	13.3	10.5	11.2	9.7	10.2	9.4	8	31	33
3.050 g.	47	11 1/2	14	9.5	10.5	»	»	10	8	35	33
3.040 g.	48	11	13 1/2	8.5	10.3	»	»	9.5	8	32	33
3.450 g.	52	11 1/2	14	10.3	11	»	»	10	8	30	33
3.150 g.	49	12	13 1/2	9.5	10.5	»	»	9 1/2	8	»	»
3.850 g.	50	11.4	»	9.8	10.3	10.2	9.7	9	8.3	30	31
3.130 g.	50	11.7	13.8	10.1	11	10.3	10.5	9.2	8	30	32
3.130 g.	»	12	13.5	10.2	11	9.9	9.8	9	8.1	31	31
3.400 f.	49	11.5	14	9.8	10.0	»	»	10.5	8	30	33
f.	»	11.9	13.3	9.5	11	10.0	»	9.1	8.7	99	31
3.370 g.	50	11.0	13.3	9.7	10.6	»	»	9.2	7.9	28	30
3.100 f.	48	12	14	9.4	10.2	»	»	9.4	8.5	30	31
3.070 g.	»	11.5	14	9.3	11	10	»	9.1	7.9	30	30
3.090 g.	48	12.3	13.7	10.2	11.3	10.2	»	9.8	8.5	32	32.5
3.620 g.	»	11.6	13.4	9	10.2	9.8	»	8.8	7.9	28	30
3.100 g.	56	11.5	13	9.8	10.2	»	»	9	8	30	30
3.170 g.	51	12	13.5	9.5	11	»	»	9.8	8.5	31	32
3.070 g.	50	11.7	13.7	9.8	10.3	»	»	9.8	8	34	33
3.200 f.	48	12.9	13.5	9	10.9	»	»	9.4	8	30	33
3.070 f.	47	11.3	13.6	9.2	10.4	»	»	9.3	8	31	33

NUMÉROS	NOM DE LA MÈRE	ÂGE	NOMBRE de GROSSESSES	ÉPOQUE des DERNIÈRES RÈGLES	DATE DE L'ACCOUCHEMENT
94	Mme Ruffier	31	5	14 novembre	11 août 1 h. s.
95	H. Royer	31	4	7 novembre	11 août 3 h. s.
96	Amélie Valbota	31	2	20 novembre	14 août 7 h. m.
97	Biron	31	1	18 novembre	16 août 4 h. m.
98	Bourlot	36	7	20 novembre	24 août 10 h. m.
99	Cardier	40	1	13 novembre	24 août 8 h. m.
100	X	»	»	»	»
101	Graplu	28	1	fin décembre	30 août 8 h. m.
102	El. Grol	34	1	30 décembre	6 septembre 0 h. s.
103	Veuve Becker	24	4	12 novembre	6 septembre 8 h. s.
104	H. Multou	34	4	18 décembre	6 septembre 6 h. m.
105	Mme Peilaud	38	4	11 décembre	10 septembre 4 h. s.
106	Dandu	26	5	24 décembre	20 septembre 3 h. m.
107	Cistello	30	1	29 décembre	10 septembre 4 h. s.
108	Branger	40	4	?	21 septembre 3 h. m.
109	Coppier	20	1	19 novembre	12 septembre 0 h. s.
110	Boaillet	18	2	8 janvier	23 septembre 3 h. m.
111	Guillaume	18	1	?	20 septembre 0 h. s.
112	Deuzy	34	2	2 janvier	1er octobre 1 h. m.
113	Demenin	21	5	?	3 octobre 3 h. m.
114	Montagnon	30	5	22 décembre	3 octobre 4 h. m.
115	Vallois	18	1	17 décembre	9 octobre
116	Mornau	34	3	3 février	7 octobre 11 h. s.
117	Tarlara	20	1	fin décembre	9 octobre 7 h. m.
118	Durieux	18	1	5 janvier	9 octobre 11 h. m.
119	Renard	23	2	28 décembre	9 octobre 9 h. s.

POIDS et sexe de l'enfant	LONGUEUR	DIAMÈTRES DE LA TÊTE								CIRCONFÉRENCES	
		O.F.	O.M.	S.O.B.	S.O.F.	S.O.N.	S.O.M.	B.P.	B.T.	S.O.B.	
3.130 f.	48	11.2	12	9.0	10.7	10	»	11.1	8.7	29	31
3.090 f.	40	11.3	13.2	9.8	10.7	10	»	9.4	8.7	30	29
3.?20 g.	48	11.9	13	10.3	11.3	10.6	»	9.8	8.3	31	32
3.020 f.	49	11.7	14	9.5	10	»	»	9.8	8	31	32
3.900 f.	49	12	13.2	9.5	10.8	»	»	9	8.5	30	32
3.400 f.	50	12.2	13.7	10	11	10.4	»	9.2	8.0	30	31.5
3.320 f.	»	11.5	13	9.0	10.0	10.2	»	9	7.0	29	31
3.400 g.	»	11.5	14	9.4	10.4	9.7	»	9.2	8.2	29	30
3.620 f.	40	11.6	13	9.9	10.4	10.1	»	8.8	7.5	28	30
3.430 f.	40	12.1	13.5	9.2	10.0	9.0	»	9.5	8.2	70	31
3.070 f.	50	11.5	14.6	8.9	8.8	9.2	»	8.8	7.4	28	30
3.150 g.	49	11.5	13.9	9.5	10.3	9.0	»	9.1	7.0	28	31
3.300 f.	49	11	13.3	10	10.7	10.4	»	8.8	7.3	»	»
3.130 f.	48	10.8	12.3	9.2	10	9.0	»	8.0	7.9	»	»
3.960 g.	47	11.8	13	9.6	10.7	9.8	»	9.3	8.7	29	33
3.900 g.	52	12.3	13	9.6	10.5	»	»	9.5	7.8	30	31
3.070 g.	48	11.3	13.0	9.3	10.2	»	»	8.8	8.4	29	31
3.200 g.	47	12.5	14	9.4	10.6	10.1	»	9.1	8.4	30	31
3.550 g.	48	11.9	13.1	9.9	11	10.2	»	9.7	8	31	31
3.070 f.	48	11.4	13	9.5	10.5	»	»	9	8	29	32
3.450 g.	51	12.4	14.2	10	11.4	10.8	»	9.1	8.2	30	32
3.350 f.	49	10.9	12.8	9.8	10.0	9.8	»	9.3	8.3	30	32
3.070 f.	48	11.6	13.4	9.9	10.2	»	»	9.4	7.8	»	»
3.150 g.	»	11.7	14.1	9.8	11	»	»	8.5	8.3	30	32
3.100 f.	»	11.4	12.0	9.0	10.0	9.7	»	9.3	7.0	30	33
3.190 g.	50	11.5	13.0	9.9	11	8.8	»	9.2	7.9	30	33

NUMÉROS	NOM de la mère	ÂGE	NOMBRE de grossesses	ÉPOQUE des dernières règles	DATE de l'accouchement
120	Chevignol	19	1	20 décembre	9 octobre 10 h. m
121	Granjean	10	1	2 février	18 octobre 4 h. m
122	Carré	33	2	20 mars?	10 octobre 10 h. m
123	Corbin	36	5	20 janvier	15 octobre 7 h. m
124	Delonteuuy	20	1	20 janvier	21 octobre 3 h. m
125	Badin	36	6	11 janvier	24 octobre 0 h. s
126	P.. Havel	33	6	?	26 octobre 8 h. m
127	Philippe	19	1	25 janvier	1er novembre 4 h. s
128	Loc	18	2	6 janvier	27 octobre 3 h. s
129	Gillot	20	3	18 janvier	30 octobre 9 h. m
130	Marchal	36	3	20 janvier	1er novembre 6 h. s
131	Roux	27	2	8 février	8 novembre 7 h. m
132	Herring	22	1	21 janvier	5 novembre
133	Schouffer	30	1	6 février	8 novembre 3 h. s
134	Dubuisson	20	4	9 mars	10 décembre 4 h. m
135	Dupont	25	3	10 mars	13 décembre 7 h. 1/2 s
136	Lange	36	5	1er mars	2 décembre 6 h. m
137	Petit	25	2	22 février	9 décembre 5 h. m
138	Roche	37	5	25 février	1er décembre 4 h. s
139	Poppelard	21	1	3 mars	7 décembre 11 h. s
140	Orbaret	39	9	15 mars	5 décembre 2 h. m
141	Cousin	37	2	?	16 décembre 11 h. m
142	Lesueur	31	4	29 avril	16 décembre 3 h. s
143	Boiereau	42	1	24 avril	2 janvier 10 h. m
144	Dumas	24	2	20 mars	21 décembre 5 h. m
145	Schmitt	35	5	12 février	25 novembre 10 h. m

POIDS et sexe de l'enfant	LONGUEUR	DIAMÈTRES DE LA TÊTE								CIRCONFÉRENCES
		O.F.	O.M.	B.O.M.	S.O.M.	B.O.M.	S.O.M.	B.P.	B.T.	O.M.
3.000 g.	49	11.8	13.4	9.4	10.3	9.9	»	9.4	7.8	30
3.100 g.	49	11.8	13.5	8.9	10.8	9.8	»	8.7	7.3	29
3.080 f.	48	10	12.2	9	10.9	9.4	»	9	8	30
3.630 g.	48	11.5	13	9.9	10.0	10.2	»	9	8	30
3.430 g.	51	12.2	13.2	10	11.2	11	»	9.5	8.4	32
3.450 f.	50	11.7	13.4	9.8	10.4	10	»	9.7	8	31
3.930 f.	49	11.3	13.4	9.6	10.8	9.9	»	9.5	8.8	29
3.180 g.	49	12	13	9	10.7	10	»	9.2	8.1	29
3.150 f.	48	10.3	12.5	9.5	10	9	»	9.1	7.8	30
3.200 f.	49	11.0	13.4	9.7	10.8	10	»	9.8	8	31
3.370 g.	50	11.4	13	9.2	11	10.7	»	8.7	7.6	29
3.220 f.	49	10.9	13	9.9	10.4	9.8	»	9.2	7.0	30
3.350 g.	49	11.2	14.2	9.9	10.9	10.2	»	9.2	8	-
3.800 f.	50	11.6	14.0	9.2	10.3	9.8	»	9.5	8.0	30
3.370 f.	49	10.8	12.5	9.5	10.4	10	»	9.2	8	30
3.930 g.	49	11.4	13.4	9.6	10.8	10.1	»	9.3	8.9	30
3.280 f.	49	11.5	15.7	9.3	10.8	10	»	9.2	8	30
3.330 g.	»	11.4	13	10	11	10.0	»	9	8	30
3.100 g.	47	10	12.6	7.7	9.3	9.0	»	9	7.7	29
3.300 g.	51	12	13.2	9	10.0	10.2	»	9.5	8	29
3.400 f.	50	12.2	13	10	11.4	11	»	9.5	8.5	31
3.430 f.	49	11.3	13.4	9.0	10.3	9.0	»	9.1	8	31
3.000 f.	48	11.2	12.6	9.9	10.5	10	»	9.2	8	29
3.480 f.	47	11.7	12.5	9.6	10.7	10.0	»	9	8	30
3.390 f.	49	11.0	13.6	9.8	10.7	9.6	»	9.5	9.1	»
3.430 f.	50	12.3	13	[illegible]	10	»	»	9.5	7.4	[illegible]

NUMÉROS	NOM DE LA MÈRE	ÂGE	NOMBRE de grossesses	ÉPOQUE des premières règles	DATE de l'accouchement
146	Mauclair	34	11	10 janvier	11 novembre 4 h. m
147	Doirier	32	1	6 février	11 novembre 6 h. m
148	Ropieux	21	2	20 février	7 novembre 11 h. m
149	Bosono	20	3	9 février	13 novembre 8 h. m
150	Wight	23	1	18 février	15 novembre 0 h. m
151	Thouans	24	2	10 février	18 novembre 8 h. m
152	Plamiuc	20	1	12 février	21 novembre 10 h. m
153	Roch	21	2	10 janvier	21 novembre 0 h. s
154	Payel	31	6	15 mars	27 novembre 8 h. s
155	Beaussuger	33	3	21 février	28 novembre 4 h. s
156	Pery	28	1	?	30 novembre 5 h. m
157	Wade	24	4	20 février	30 novembre 1 h. m
158	Pinaul	23	1	14 février	1er décembre 5 h. m
159	Perlay	23	4	20 février	23 novembre 8 h. s
160	Burguet	23	2	22 février	25 novembre 5 h. m
161	Guénard	21	3	23 février	8 décembre 8 h. s
162	Gautier	35	4	8 mars	5 janvier 9 h. s
163	Bast	20	7	21 mars	3 janvier 9 h. m
164	Crélie	32	1	28 avril	17 janvier 4 h. m
165	Houbert	29	2	30 avril	17 janvier 16 h. m
166	Fischer	35	1	15 avril	15 janvier 8 h. s
167	Maujour	20	3	0 avril	16 janvier minuit
168	Jacky	28	9	10 avril	13 janvier 7 h. m
169	Naguin	23	2	16 avril	13 janvier 11 h. m
170	Beovis	23	2	6 avril	14 janvier 8 h. s
171	Biart	34	1	10 avril	8 janvier 7 h. s

POIDS et sexe de l'enfant	LONGUEUR	DIAMÈTRES DE LA TÊTE								CIRCONFÉRENCES	
		O.F.	O.M.	S.O.B.	S.O.F.	S.O.M.	S.O.X.	B.P.	B.T.	S.O.B.	S.O.F.
3.440 f.	49	11	12.5	9.9	10.5	10.3	»	9.6	8.6	30	32
3.230 g.	34	11.5	13.6	9.9	10.9	8.8	»	9.4	8	30	30
3.170 f.	48	11.9	13.2	9.2	9.9	9.8	»	9.2	8.1	31	34
3.030 g.	48	11.1	13.3	9.2	9.8	9.4	»	9.5	8.8	31	33
3.190 g.	48	11	12.9	9.8	11	9.6	»	9	8	30	30
3.290 f.	48	13.6	13.1	10	10.7	9.8	»	11.0	8.9	31	32
3.180 f.	47	11	13.2	9.5	10	9.7	»	9	8.2	29	31
3.290 f.	49	11.4	13.3	9.9	10.7	10.4	»	9	8	31	32
3.130 f.	49	11	13	9.8	10.6	9.8	»	9.3	7.9	31	32
3.360 f.	48	13.7	13.8	9.3	10.7	10.5	»	10	8.2	31	32
3.110 f.	50	10.7	13.6	10.1	10.6	9.9	»	9.5	8.1	31	33
3.300 f.	50	11.2	13	11.6	10.6	10	»	10.1	8.5	31	33
3.240 f.	49	11.3	13.4	9.5	10.5	9.7	»	9.4	8	31	33
3.050 f.	30	11.5	13	9.2	10.9	9.9	»	9.6	8.2	29	34
3.420 g.	50	11	13.5	9.2	10.2	9.9	»	9	7.8	30	31
3.430 g.	49	12.6	13.5	10.3	10.7	10.1	»	10.3	8.9	32	35
3.400 f.	50	11.7	13.2	9.6	10.8	10	»	9.8	8.5	31	32
3.300 g.	47	11.7	13.4	9.5	10.6	10	»	9.6	8	29	31
3.650 f.	49	11	12.9	8.7	10.9	10	»	9	8.2	29	30
3.390 f.	47	11.5	13.3	9.9	10.8	10.3	»	9	8.2	29	30
3.104 f.	49	11.8	13.4	10.1	10.6	16	»	9.5	8.6	31	32
3.920 g.	48	11.8	12.7	10.2	11.2	10.5	»	9.2	8.7	30	33
3.380 g.	49	11.7	13	9.7	10.3	10	»	8.0	7.8	»	»
3.130 g.	50	11.3	13	9.5	10.5	9.9	»	8.9	7.9	30	30
3.120 g.	55	11.5	13.4	9	10.3	9.6	»	9.4	8.3	30	30
3.100 f.	50	11.3	13	9.5	10.8	9.9	»	9.7	8.1	32	33

NUMÉROS	NOM DE LA MÈRE	AGE	NOMBRE DE GROSSESSES	ÉPOQUE des DERNIÈRES RÈGLES	DATE DE L'ACCOUCHEMENT
172	Thesis	29	8	fin septembre	14 juin 8 h. s
173	Felles	21	1	24 août	14 juin 10 h. 45 s
174	Lat. (Mme Gauth)	25	3	septembre	15 juin 2 h. 1/4 s
175	Mme Priss	40	10	16 octobre	17 juin 3 h. s
176	Bechocol	41	3	20 septembre	20 juin
177	M. Goury	24	1	24 septembre	7 juillet 10 h. s
178	Suz. Déré	18	1	?	8 juillet 11 h. m
179	Guillaume	20	3	25 septembre	10 juillet 7 h. s
180	X	»	»	»	»
181	Cath. Goseouste	28	2	?	22 juillet
182	Alsacienne (Gargiot)	20	1	fin octobre	13 août 6 h. m
183	Marie Mocis	28	3	3 novembre	13 août 5 h. m
184	Authori	23	3	»	23 août 9 h. s
185	Collet	24	2	?	19 septembre 0 h. s
186	Pulvre	27	5	1er décembre	17 septembre 0 h. s
187	Guf	24	3	10 décembre	17 septembre 10 h. s
188	Rosario	25	4	4 décembre	21 septembre 4 h. m
189	Mme Coutel	30	4	18 novembre	23 septembre 7 h. m
190	Roger	31	3	6 décembre	20 septembre 4 h. m
191	Gorsudou	38	2	10 décembre	21 septembre 9 h. m
192	Archélaio	37	4	?	1er octobre 5 h. s
193	Jouannot	25	3	17 décembre	8 octobre 4 h. m
194	Lelemine	20	2	8 janvier	8 octobre 0 h. m
195	Pillon	25	4	3 janvier	10 octobre 1 h. s
196	Marline	22	2	0 janvier	15 octobre 11 h. m
197	Lacombe	85	2	16 janvier	21 octobre 3 h. m

POIDS et taille du Produit	LONGUEUR	DIAMÈTRES DE LA TÊTE								CIRCONFÉRENCES	
		O. F.	O. M.	S.O.B	S.O.F.	S.O.M.	S.O.M.	B.P.	L.M	S.O.M	S.O.F.
3.300 f.	50	11.3	13.5	9.7	10.8	9.8	9.8	9.3	7.5	30	33
3.400 f.	53	12.7	14	11	11.5	10.7	10.8	10.3	8.4	34	31
3.700 g.	51	11.7	13.7	9.9	10.8	9.7	10.3	8.7	6.2	31	33
0.830 g.	53	12	13.5	10.8	11.0	11.5	10.9	9.9	8.8	32	35
3.570 g.	43	12.8	14	9.8	10.8	10.5	9.5	9.5	8	31	34
3.505 g.	47	14.8	14.2	10	11.3	10	10	10	9	31	33
3.730 f.	53	12.7	14.5	9.9	11	9.0	10	10	8.2	31	32
3.800 f.	49	13.5	14	9.5	11	«	-	9.5	9	31	35
3.520 f.	51	13.5	14.5	10.5	13	10.5	»	11	9.5	34	36
3.090 g.	51	11.8	13.5	10.5	11.5	»	»	9.5	8.5	33	35
3.800 f.	»	12	14	9.5	10.8	»	»	9.5	8.5	31	34
3.850 f.	50	11	13.5	9.8	10.9	»	»	10	8.7	31	32
3.650 f.	»	11.8	13.6	10.3	11.3	10	»	9.7	8.9	31	33
3.530 g.	49	11	13.2	9.6	10.5	10.1	»	9.3	8.5	30	31
3.650 g.	50	12.2	13.3	10.6	11	10.5	»	9.5	8.1	»	»
3.590 f.	50	11	13	9.9	10.5	10	»	9.0	7.9	»	»
3.550 f.	49	11.2	13.8	9.2	10.8	»	»	9.8	8.7	31	33
3.530 f.	46	12.3	14.8	10	11.4	»	»	9.7	8.5	31	33
3.030 g.	49	12.9	14.3	10	11.4	»	»	9.8	8	32	33
3.000 g.	51	11.6	14.2	10	10.0	»	»	9.6	8.9	30	33
3.500 g.	51	11.2	13.5	9.2	10.3	9.7	»	9	8.5	39	31
3.680 g.	50	12.2	13	10	10.8	»	»	9.5	8	32	33
3.580 g.	49	11.5	13.7	9.5	10.8	»	»	9.6	8.4	»	»
3.050 g.	51	12	14.3	10.2	11.8	10.8	»	9.1	8	30	31
3.530 g.	50	11.3	13	10	10.5	»	»	9.1	7.8	37	33
3.200 g.	50	10.9	13.4	9.6	11	10.5	»	9.5	8.2	31	32

NUMÉROS	NOM DE LA MÈRE	AGE	NOMBRE de grossesses	ÉPOQUE des dernières règles	DATE de l'accouchement
198	Labellec	23	7	6 janvier	18 octobre
199	Laurent	20	9	4n janvier	27 octobre 6 h. m.
200	Charbonnier	21	1	20 janvier	4 novembre 8 h. m.
201	Sachet	30	5	23 mars	28 décembre 3 h. 1/4 m.
202	Chauchot	29	2	13 avril	28 décembre 7 h. s.
203	Poisstrolle	21	4	?	27 décembre 10 h. m.
204	Knoost	20	2	20 mars	28 décembre 4 h. m.
205	Derard	39	15	1er février	13 novembre 1 h. m.
206	Roger	22	3	23 février	29 novembre 7 h. m.
207	Chillouy	31	3	15 février	10 novembre 4 h. m.
208	Mirgeux	23	4	fin février	28 novembre 9 h. m.
209	Retkem	28	2	13 avril	6 janvier 5 h. m.
210	Hasclor	27	9	18 mars	2 janvier midi

POIDS et sexe de l'enfant	LONGUEUR	DIAMÈTRES DE LA TÊTE								ENGRAISSEMENTS	
		O. F.	O. M.	B. O. R.	B. O. F.	B. O. M.	S. O. M.	S. P.	B. T.	B. O. R.	B. O. F.
3.550 f.	40	11.3	13	10	10.8	10.2	»	0	8	30	3
3.030 g.	50	12	13	9.6	11.2	10.5	»	9.7	8.7	31	3
3.500 g.	59	13	13.9	9.6	10.6	»	»	9.7	8.2	»	
3.990 f.	50	12	13.4	10	11	10.5	»	10	8	30	3
3.030 f.	30	11.7	13.3	9.6	11.2	10.2	»	9.8	8.4	31	3
3.990 g.	36	12.4	13.7	9.8	10.6	10.0	»	9.0	7.9	31	3
3.500 g.	50	11.9	13.3	10	10.8	10	»	9.4	8.3	31	3
3.450 f.	48	11.3	13.4	10.3	10.9	10	»	9.5	8.2	39	3
3.150 f.	51	11.7	13.4	9.3	10.8	10.3	»	10	8.3	31	3
3.030 g.	49	11.9	13.6	8.9	10.6	10.2	»	0	7.9	30	3
3.790 g.	41	11.7	12.8	10	11.2	10.5	»	9.8	8.8	31	3
3.500 f.	50	11.5	13.4	9.6	11	10.2	»	9	8	»	
3.500 f.	49	11.5	13	9.4	10.6	10	»	9.4	7.8	30	3

NUMÉROS	NOM DE LA MÈRE	AGE	NOMBRE de grossesses	ÉPOQUE des dernières règles	DATE DE L'ACCOUCHEMENT
211	Legni	28	7	10 novembre	11 septembre 8 h. m.
212	Laforge	28	7	17 décembre	24 septembre 6 h. m.
213	Mortier	29	4	22 décembre	29 septembre
214	Duchaussois	23	1	28 décembre	17 octobre 2 h. m.
215	Dumont	24	2	25 janvier	9 novembre 5 h. m.
216	Borel	31	3	3 mars	20 décembre 9 h. m.
217	Bouguret	29	5	22 février	2 décembre 10 h. s.
218	Godisel	21	3	8 mars	11 décembre 7 h. m.
219	Lous	28	7	9 mars	25 décembre 2 h. m.
220	Thibaut	24	3	90 mars	18 décembre 9 h. m.
221	Bruyère	38	15	4 avril	18 janvier 10 h. m.

POIDS	DIAMÈTRES		
	S. O. B.	S. O. F.	S. O. N.
2.000 à 3.000	9.37	10.31	9.63
3.000 à 3.500	8.57	10.39	9.80
3.500 à 4.000	9.87	10.99	10.90
4.000 à 5.000	10.18	11.99	10.39

POIDS et sexe de l'enfant	LONGUEUR	DIAMÈTRES DE LA TÊTE								CIRCONFÉRENCES	
		O. F.	O. M.	S. O. B.	S. O. F.	S. O. N.	S. O. N.	B. P.	B. T.	S. O. B.	S. O. F.
4.200 f.	45	12.3	13.8	10.0	11.8	11.6	»	9.0	8.8	33	34
4.650 f.	50	11.7	13.9	10.3	11	10.1	»	10	8.9	31	33
4.000 f.	»	11.5	13.5	9.4	10.8	»	»	9.0	8.0	31	33
5.570 g.	49	12	14.2	10.2	11	»	»	.5	8.4	»	»
4.200 f.	50	11.5	13.7	9.7	11.2	10.7	»	9.8	8	31	33
4.370 g.	51	11.6	13.4	10.2	11.5	10.7	»	9.6	8.5	32	34
4.300 g.	52	13.4	13.7	10.4	11.4	10.5	»	9.5	8.6	33	35
4.090 f.	50	12.2	13.4	10	11.6	11.4	»	0	7.6	30	32
4.270 f.	50	11.8	13.3	10.4	11	10.7	»	9.8	8.8	33	34
5.100 g.	53	13.3	13.6	10.3	11.9	10.0	»	9.9	8.0	33	33
4.240 f.	49	11.4	14	10.5	11	10.5	»	9.4	8.0	31	33

DIFFÉRENCE de S.O.B. et S.O.F.	CIRCONFÉRENCES		DIFFÉRENCE
	S. O. B.	S. O. F.	
0.54	29.17	30.27	0.10
1.09	30.16	31.48	32
1.09	30.98	32.40	32
1.11	31.76	33.59	86

Je tirerai ultérieurement (1) d'autres conclusions de ces chiffres et de ces moyennes.

Pour le moment, n'envisageant que le passage de la tête au détroit inférieur normal dont le diamètre coccy-pubien mesure, pour les classiques, 11 centimètres à l'état statique, je ferai remarquer que l'étendue moyenne du diamètre maximum de la tête est inférieure à 11 centimètres pour les fœtus de moins de 4.000 et supérieure de 2 millimètres pour les fœtus de 4 à 5.000.

Baudelocque était donc absolument dans le vrai lorsqu'il disait, il y a tantôt un siècle :

« Ceux qui ont assuré que la pointe du coccyx, dans tous les cas, devait reculer d'un 1/2 pouce, même d'un pouce, pour le passage de la tête de l'enfant à travers le détroit périnéal, et reculait en effet dans les cas les plus ordinaires, ne connaissaient ni les dimensions de cette tête, ni celles du détroit dont il s'agit, et bien moins encore le rapport de toutes ces dimensions entre elles chez le plus grand nombre des femmes; car *ils auraient vu que le diamètre, qui se mesure de l'extrémité du coccyx au bord inférieur de la symphyse du pubis, était naturellement plus grand que celui que la tête présente dans cette direction, en se dégageant du bassin.* » (Loc. cit. t. I. p. 56.)

Si, en effet, le diamètre coccy-sous-pubien mesure, comme on le dit, 11 centimètres :

1° Le coccyx ne saurait lors de l'accouchement, ankylosé ou non, opposer le moindre obstacle dans l'immense majorité des cas.

(1) Dans un mémoire sur la conduite à tenir lors du passage de la tête au détroit vulvaire.

2° Le coccyx n'aurait pas eu besoin,pour laisser passer le diamètre maximum de la tête fœtale, le sous-occipito-frontal, de la moindre rétropulsion dans **83** de nos cas (Enfants de 3,000 à 3,500).

14 fois ce diamètre aurait passé à frottement.

7 fois seulement sur **104** il aurait été nécessaire que la pointe du coccyx cédât de quelques millimètres (Maximum 4).

3° **La rotation de la tête serait absolument inutile pour son passage au détroit inférieur ;** elle ne serait nécessaire que pour l'orifice vulvaire. De telle sorte que, si la loi qui (d'après les auteurs) régit le mécanisme de l'accouchement est vraie, la rotation ne devrait se faire que dans le bassin mou, à la vulve, après que la plus grande circonférence de la tête a franchi le détroit inférieur.

Or, le coccyx, tout le monde l'accorde, est repoussé lors du passage de la tête de 1 centimètre 1/2 à 3 centimètres ; dans tous les cas précédemment cités, j'ai pu constater nettement la rétropulsion et la rétropulsion marquée, lente, pénible du coccyx ; et chaque fois la rotation s'est faite complètement *avant que le front ait dépassé le coccyx*. Il est par suite impossible que le détroit inférieur soit tel qu'on l'a dit, et en particulier que le diamètre coccy-sous-pubien mesure 11 centimètres.

CHAPITRE IV

Recherches sur le diamètre antéro-postérieur
ou coccy-sous-pubien du détroit inférieur
classique à l'état statique et dynamique.
Insuffisance du détroit inférieur classique
ostéo-ligamenteux à expliquer la nécessité
de la rotation de la tête fœtale.

J'étais donc autorisé à reprendre l'étude du diamètre
coccy-pubien, comme j'avais été amené à reprendre
celle du diamètre sous-occipito-frontal. Je ne faisais
d'ailleurs, en cela, que suivre une voie dès longtemps
tracée

On peut lire, en effet, dans le Traité de MM. Tarnier et Chantreuil (p. 31, t. I. Etendue moyenne des
diamètres du détroit inférieur) :

« Tous les diamètres du détroit inférieur ont, en
moyenne, 11 centimètres *à l'état statique ; cependant
il n'est pas rare que le diamètre coccy-pubien soit notablement plus petit*, mais cet amoindrissement disparaît
pendant le travail de la parturition. En effet, les deux diamètres obliques et le diamètre antéro-postérieur sont
susceptibles de s'allonger, par suite de *l'élasticité des
ligaments* et *de la rétropulsion du coccyx* au moment

de l'accouchement, lorsque la tête du fœtus appuie sur ces parties. Le diamètre coccy-pubien, en particulier, peut augmenter de 15 millimètres, et même de 2 ou 3 centimètres. Le diamètre transverse est seul invariable. »

D'autre part, Nægele, Schroeder donnent, comme longueur moyenne, au coccy-pubien : 9 c. 5.

Hyernaux avance que la ligne coccy-pubienne mesure rarement 95 millimètres (3 pouces 1/2) et n'est le plus souvent que de 8 centimètres seulement. (Traité pratique de l'art des acc. 2e éd., in-8. Bruxelles, 1866.)

Et M. Farabeuf, enfin, m'assurait que la moyenne était très notablement inférieure à 9, et qu'il n'était pas rare de voir tomber le coccy-pubien au-dessous de 8, sans que le bassin cessât pour cela d'être normal.

Voici, en effet, les résultats, longtemps passés inaperçus, auxquels était arrivé Devilliers en 1862.

« Que le diamètre coccy-pubien ait été étudié soit sur le bassin sec, soit sur le cadavre, il m'a donné des chiffres en général inférieurs à ceux communément admis..... (en moyenne 87 mill. pour les bassins secs et 99 pour les bassins mesurés sur le cadavre, au lieu de 108 à 110).

« Dans les bassins secs, la moitié presque est restée au-dessous de la limite de 81 mill. ou 3 pouces, tandis qu'un tiers à peine est monté au-dessus d'elle, sans dépasser cependant 95 mill. (3 pouces 6 lignes), et que 1/10 s'est élevé au-dessus de 108 (4 pouces). »

Cette moyenne de 87 millimètres étonne Devilliers qui, retenu encore par le respect de la tradition, cherche si, pour une cause quelconque, ses mensurations ne sont pas entachées d'erreur.

« J'attribue, dit-il, cette infériorité si notable dans ces mesures, à l'incurvation souvent très prononcée en dedans qu'éprouve le coccyx, sous l'influence de la traction qu'exercent sur lui les ligaments sacro-sciatiques desséchés, incurvation qui est infiniment moins prononcée sur les bassins frais, comme on peut en juger par les dimensions obtenues sur eux et qui sont un peu plus élevées ; en effet, plus de la moitié se trouve comprise entre les chiffres 109 et 95 mill. (4 pouces à 3 pouces 6 lignes). Néanmoins elles sont encore inférieures à celles que l'on attribue généralement au diamètre coccy-pubien. De telle sorte qu'il faut admettre que, chez la femme vivante, le coccyx est, au moment du passage de la tête du fœtus, susceptible d'une rétrocession qui peut s'étendre à deux ou trois centimètres. » (G. Devilliers. Recueil de mémoires, etc. In-8°, Paris, 1862.)

En 1874, notre maître M. Pinard appelle à nouveau l'attention sur le diamètre coccy-pubien.

« Nous avons pris les tracés des bassins considérés comme types normaux qui se trouvent au Muséum et à la Maternité. Si nous examinons l'étendue du diamètre coccy-pubien, nous trouvons pour les bassins normaux et même pour les bassins viciés par excès d'amplitude, des dimensions bien inférieures à celles qui lui sont généralement assignées... » Ses recherches portant sur 15 bassins lui ont donné « un résultat semblable à celui auquel était arrivé Devilliers, d'où il suit que le mouvement de rétropulsion du coccyx doit être plus accentué

8

qu'on ne l'admet communément. » (A. Pinard. Des vices
de conformation du bassin, etc. Th. Doct. Paris 1874, p. 54.)

Boissard dans sa thèse faite, sous l'inspiration de
M. Pinard, sur *la forme de l'excavation pelvienne considérée au point de vue obstétrical*, revient encore sur
cette question.

« Nos recherches, dit-il, comme on peut s'en convaincre en
se reportant à nos planches, concordent avec celles de Devilliers, de Pinard..... » Ayant mesuré les dimensions du diamètre coccy-pubien chez cinquante femmes, Boissard a trouvé
comme moyenne 8 c. 65.

Je résume toutes ces mensurations dans les tableaux
suivants :

43 MENSURATIONS DU DIAMÈTRE COCCY-PUBIEN
Bassins secs (DEVILLIERS ET PINARD)

NUMÉRO	AGE	SACRO-PUBIEN	COCCY-PUBIEN	NUMÉRO	AGE	SACRO-PUBIEN	COCCY-PUBIEN
1	Adulte	12.2	13.1	23	Adulte	9.7	6.3
2	»	12.2	9.0	24	»	9.8	10.9
3	»	11.7	7.5	25	»	10.4	11.7
4	80 ans	11.6	8.1	26	»	9.5	8.6
5	Adulte	11.5	9.7	27	»	9.5	8.1
6	»	11.5	7.7	28	»	9.5	7.2
7	»	11.3	7.7	29	»	9.5	10.4
8	»	11.8	8.4	30	»	9.5	10.9
9	»	11.2	6.8	31	»	9.8	8.5
10	»	12.0	7.9	32	»	12.0	8.
11	80 ans	11.0	8.8	33	»	10.6	10.1
12	Adulte	11.0	8.1	34	»	11.0	10.3
13	»	10.9	11.5	35	»	10.8	10.2
14	»	10.9	7.9	36	»	10.9	8.
15	»	10.6	7.5	37	»	11.0	9.
16	»	10.6	9.5	38	»	11.6	8.9
17	»	10.3	6.3	39	»	11.8	11.0
18	»	10.1	8.6	40	»	11.8	9.1
19	»	9.7	8.8	41	»	11.9	9.2
20	»	9.7	7.5	42	»	12.5	9.3
21	»	9.7	9.2	43	»	12.9	11.0
22	»	9.7	8.8				

50 MENSURATIONS DU DIAMÈTRE COCCY-PUBIEN
Cadavres de l'École pratique (BOISSARD)

NUMÉRO	COCCY-SOUS-PUBIEN	PROMONTO-PUBIEN	OBSERVATIONS	NUMÉRO	COCCY-SOUS-PUBIEN	PROMONTO-PUBIEN	OBSERVATIONS
1	9.7	11.	»	26	9.2	11.3	»
2	7.5	11.4	Multipare	27	9.	11.6	»
3	8.6	11.1	»	28	9.4	10.7	»
4	7.1	11.1	»	29	9.1	11.4	»
5	7.	10.6	Négresse	30	10.2	10.4	»
6	8.	10.4	»	31	8.4	11.2	»
7	9.1	11.3	»	32	11.	11.4	»
8	7.7	11.	»	33	8.7	10.6	»
9	7.8	11.4	Multipare	34	9.1	11.2	»
10	9.2	11.4	»	35	8.5	12.	»
11	6.3	9.2	*Bassin vicié*	36	7.	11.6	Multipare
12	8.8	11.1	Multipare	37	7.9	10.6	»
13	7.8	11.6	»	38	9.2	12.	Multipare
14	7.	11.1	Multipare	39	7.2	11.5	Vierge
15	9.7	9.6	Bassin vicié. Multipare	40	8.4	12.	»
16	7.5	12.8	»	41	8.5	11.5	»
17	7.8	10.8	Multipare	42	7.	»	Bassin vicié
18	10.6	10.	Bassin vicié. Multipare	43	9.4	11.	Multipare
19	9.2	11.3	»	44	7.1	11.2	»
20	9.5	10.7	Multipare	45	8.2	11.2	»
21	9.5	11.1	»	46	9.	11.3	Multipare
22	9.7	10.8	»	47	9.8	14.4	»
23	9.8	11.8	»	48	8.	10.8	Multipare
24	7.7	11.3	Multipare	49	10.8	11.3	Multipare
25	8.8	9.6	»	50	8.5	11.	Vierge, 10 ans

En résumé, sur ces 50 bassins mesurés par Boissard,
4 ont un diamètre coccy-sous-pubien de 10 cent. et au-
dessus ; 46 ont un diamètre coccy-sous-pubien de
7 cent. à 9 cent. 8. — *Moyenne, 8 cent. 6.*

Ces données ne pouvaient toutefois me satisfaire complètement. Dans beaucoup des cas sur lesquels s'appuie
cette statistique, l'âge des femmes n'est pas indiqué ;
dans tous, l'histoire obstétricale des femmes examinées
est nulle. Je désirais savoir exactement quelle était l'é-
tendue du diamètre coccy-pubien chez des femmes dont
le bassin avait été ou allait être démontré normal au
point de vue obstétrical par un ou des accouchements
spontanés à terme ou près du terme.

J'ai donc, à l'aide d'un procédé clinique pratique et
sûr, que je vais décrire, mesuré le diamètre coccy-pubien
chez trente-huit femmes venues accoucher à la maternité de Lariboisière.

Un fil semblable à ceux dont on se sert pour pratiquer la ligature du cordon est, à l'aide d'un nœud
coulant, passé et serré à la partie moyenne de la
phalangette de l'index droit de l'observateur.

L'index, muni du fil dont le chef libre reste au dehors,
est introduit dans le vagin, recherche et trouve le coccyx
dont la pointe est aisément délimitée par le toucher et
le palper combinés. La pulpe de l'index est alors, avec
le fil qui l'entoure, posée sur la pointe coccygienne sur
laquelle elle se garde d'exercer une pression. Un aide
saisit l'extrémité libre du fil, le tend, l'applique tendu
à l'aide de la pointe de l'index sur le bord inférieur
du pubis aisément senti.

La portion du fil étendue de la pulpe de l'index de l'accoucheur, appliqué sur la pointe coccygienne, à l'ongle de l'aide, placé sur le bord inférieur de la symphyse, mesure exactement le diamètre coccy-sous-pubien.

Un repère est fixé sur le point pubien du fil. L'opérateur retire son doigt; et l'on n'a plus qu'à mesurer la distance qui sépare, sur le fil de nouveau tendu, la pulpe de l'index du point de repère symphysien.

J'ai mesuré ainsi trente-sept bassins.

Toutes les femmes examinées étaient à terme (à l'exception de 3); elles accouchèrent spontanément le lendemain ou quelques jours après d'enfants vivants présentant le sommet. J'ai, aussitôt après l'accouchement, mesuré le diamètre sous-occipito-frontal du fœtus et, en le comparant au diamètre coccy-sous-pubien de la mère, j'ai obtenu en outre l'étendue de la rétropulsion du coccyx.

On trouvera ces différentes données dans le tableau ci-joint.

Le seul point que je veuille faire ressortir pour le moment, est que la moyenne des mensurations du diamètre coccy-sous-pubien ainsi obtenue est de 8 cent.

1 seule fois le coccy-sous-pubien atteint 10 c.

8...................... mesure de 9 c. à 9 c. 3
19............................... 8 c. à 8 c. 9
8............................. 7 c. à 7 c. 9
1................................. 6 c. 1

Ainsi, à quelques millimètres près, j'arrive aux mêmes résultats que Boissard.

NOM	AGE	NOMBRE d'accouchements antérieurs spontanés à terme	AGE de la GROSSESSE	ACCOUCHEMENT		TAILLE de la FEMME	COCCY sous-pubien	Rétropulsion
				POIDS du fœtus	DIAMÈTRE S. O. F.			
R.	26	II	7 mois 1/2	2030	9,5	»	8c3	1,2
T.	37	II	9 mois	3600	11,5	»	8c5	3
M.	31	0	8 mois 1/2	2730	10,2	1m62	9	1,2
P.	25	II	9 mois	3050	10,8	1m56	8.3	2,5
J.	24	0	9 mois	3420	11,»	1m64	9.1	2,1
G.	25	II	9 mois	3750	10,6	1m55	7c5	3,1
P.	25	I	9 mois	3220	11.2	1m50	10	1,2
L.	19	0	9 mois	[3250	10,6	1m65	8c6	2
W.	»	0	9 mois	2880	10,2	1m48	8c4	1,8
S.	33	IX	9 mois	3270	11,3	1m60	8c2	3,1
W.	19	0	9 mois	2860	11,»	1m64	9.3	1,7
G.	23	0	9 mois	3150	10,5	1m52	0.1	1,4
O.	26	I	9 mois	2250	10,2	1m61	8.5	1,7
M.	23	0	9 mois	3300	10,3	1m51	8	2,3
L.	22	0	8 mois 1/2	3070	10,»	1m50	6c1	3,0
C.	19	0	9 mois	2800	10,»	1m54	7c8	2,2
B.	29	II	9 mois	3120	11,»	»	7c2	3,9
R.	25	0	9 mois	3200	10,4	1m52	9	1,4
G.	24	0	9 mois	3500	11,3	1m62	8c8	2,5
D.	18	0	9 mois	3720	11,»	1m62	8c2	2,8
L.	26	0	Ac. sp. T.	2950	10,1	1m54	8c3	1,8
G.	34	0	Id.	2830	10,2	1m54	7c8	2.4
T.	29	VII	Id.	3500	10,8	1m57	9	1,8

NOM	AGE	NOMBRE d'accouchements antérieurs spontanés à terme	AGE de la GROSSESSE	ACCOUCHEMENT		TAILLE de la FEMME	COCCY sous-pubien	Rétropulsion
				POIDS du fœtus	DIAMÈTRE S. O. F.			
M.	23	II	Ac. sp. T.	2400	10,»	1m59	8c5	1,5
S.	17	0	Id.	2620	11,»	1m53	8.4	2,6
B.	20	II	Id.	3160	10,9	1m55	9c3	1,6
R.	21	II	Id.	3200	10,6	1m33	9c3	1,6
G.	27	III	Id.	2000	10,5	1m54	8c9	1,4
C.	29	III	Id.	3250	11,»	1m53	7c5	2,5
V.	17	0	Id.	3400	10,4	1m53	7c5	3,0
P.	40	X	Id.	3850	11,9	1m59	8c5	3,4
P.	24	III	Id.	4300	11,4	1m51	8c	3,4
V.	21	0	Id.	2150	9,7	1m52	8c4	1,3
C.	32	IV	Id.	2050	10,8	1m45	7c5	3,3
G.	30	IV	Id.	3150	11,»	1m40	8c4	2,6
V.	24	II	Id.	2080	11,»	1m57	8c5	2,5
D.	21	II	Id.	3460	11,»	1m53	7,6	3,4

Si donc nous prenons comme moyenne de l'étendue du diamètre coccy-sous-pubien 8 c. 5, il est nécessaire que le coccyx soit rétropulsé communément de 2 c. pour laisser passer un diamètre sous-occipito-frontal de 10 centimètres et demi, diamètre moyen d'un enfant de poids moyen.

Si faible qu'on suppose l'effort nécessaire pour produire cette rétropulsion, comprend-on qu'une tête qui est en occipito-iliaque gauche transversale, au fond de l'excavation, et qui a largement ouvert devant elle un diamètre qui mesure 11 c., s'en aille faire le grand détour que l'on connaît, pour mettre son plus grand diamètre en rapport avec le plus petit diamètre du détroit inférieur des auteurs (*plus petit, même après rétropulsion, dans la très grande majorité des cas*) ? N'est-il pas évident que, si véritablement c'était la forme du détroit inférieur *osseux* qui nécessitât la rotation, la tête devrait se dégager dans l'immense majorité des cas comme dans l'observation suivante de Mme Lachapelle ?

« J'ai vu la tête sortir transversale, le front vers une des lèvres de la vulve et l'occiput vers l'autre.

« Dans ce cas l'occiput se dégage le premier, puis le front se dégage par un mouvement d'extension analogue à celui du mécanisme ordinaire. *Tous deux passent immédiatement audevant des tubérosités sciatiques, comme font les bosses pariétales dans le mécanisme ordinaire.* »

Obs. N° XIV.

« Position transversale. Terminaison spontanée sans rotation.

« La nommée P...on, femme grosse et courte, *enceinte de*

neuf mois et de son *premier enfant*, commença à souffrir le 29 décembre 1819, et accoucha le 1er janvier 1820 dans la matinée.

« Vers la fin de ce long travail, la tête, franchissant l'orifice, s'enfonça dans le bassin, dans une direction transversale telle que le front était à droite. Rien n'était plus facile que de s'en convaincre. La suture sagittale traversait l'excavation d'un côté à l'autre, et les deux fontanelles étaient presque de niveau, l'antérieure pourtant un peu plus haute.

« Je fis mettre cette femme en travers sur le bord du lit de travail. Là, elle put faire valoir les douleurs qui revinrent de 10 en 10 minutes, avec une intensité remarquable. *L'index placé sur une fontanelle, j'attendais que la rotation horizontale s'effectuât pour la suivre attentivement et la démontrer aux élèves. Il en arriva tout autrement.*

« La fontanelle antérieure commença par se relever, et la postérieure descendit sans aucune rotation ; bientôt même la tête dilata la vulve, et son côté gauche se débarrassa du périnée, tandis que le droit remontait derrière le pubis ; le premier remplit le rôle de l'occiput dans les 4e ou 5e positions, et le deuxième celui du front dans le même cas.

« Le reste fut simple et facile. L'enfant naquit faible, mais fut bientôt ranimé : il pesait 6 livres.

« L'observation qui suit (n° 15) est identique ; l'enfant, un garçon, pesait 7 livres. » (Mme Lachapelle. Pratique des acc., t. I, p. 172, in-8°. Paris, 1825.)

Mais la rotation devient une erreur de mécanisme encore plus grande, pour le détroit inférieur *osseux*, s'il faut un effort considérable pour rétropulser le coccyx jusqu'à donner au coccy-pubien les dimensions nécessaires pour le passage du sous-occipito-frontal.

Je sais qu'on a dit que la rétropulsion du coccyx était, chez les femmes enceintes, rendue très facile par le ramollissement des ligaments sacro-sciatiques produit par la gravidité.

Et de fait il suffit de pratiquer le toucher rectal chez des femmes à terme, pour constater l'extrême mobilité du coccyx au milieu des parties molles. Il joue là comme une vraie pédale et, avec un doigt dans l'anus et un au dehors, on peut déplacer le coccyx de plus de 2 cent.

Est-ce bien à cause du ramollissement produit sur les ligaments sacro-sciatiques par la grossesse ? C'est ce dont je doute sérieusement depuis certaines constatations anatomiques que j'ai pu faire à ce sujet avec M. Farabeuf, et dont j'ai vérifié cliniquement l'exactitude avec la plus grande facilité.

Par le toucher rectal, en effet, rien n'est plus aisé, avec un peu d'exercice, que d'explorer complètement la pointe, la face antérieure et les bords du coccyx, l'articulation sacro-coccygienne, une bonne partie de la face antérieure du sacrum et des bords de cet os, ainsi que les épines sciatiques.

Or, si l'on cherche à se rendre compte de l'état des ligaments sacro-sciatiques, on les sent non pas ramollis mais *durs* et *tendus* comme une corde de contre-basse, s'étendant *de la pointe du sacrum* vers *l'épine* et la *tubérosité sciatiques*.

Ils ne subissent aucun mouvement, aucune tension lors des mouvements du coccyx dont j'ai parlé plus haut, et il semble qu'ils n'envoient rien aux bords latéraux du coccyx.

J'ai voulu contrôler ce fait, que j'ai trouvé constant chez les femmes enceintes, en comparant avec 10 femmes non gravides, et je ne fûs pas peu surpris de constater que les sensations que je percevais chez ces dernières étaient identiques : mobilité très grande du coccyx, rigidité extrême des ligaments sacro-sciatiques, absence de tension quelconque de ces ligaments lors de rétropulsion maxima du coccyx.

D'ailleurs l'anatomie explique fort bien ces faits. Les ligaments sacro-sciatiques, grand et petit, sont des ligaments presque exclusivement sacrés. Les Allemands les appellent sacro-épineux et sacro-tubérositaire, et non sacro-coccy-épineux et sacro-coccy-tubérositaire. S'ils envoient quelques fibres au coccyx, elles vont s'attacher tout près de la base de l'os, c'est-à-dire tout près du point qui subit dans la rétropulsion un déplacement insignifiant, *près de la charnière* si l'on veut.

Les seules fibres qui pourraient gêner la rétropulsion, sont celles qui s'inséreraient sur les 2/3 inférieurs des bords et au niveau de la pointe. Et ce sont précisément celles-là qui n'existent pas.

Mais si je conteste l'explication qu'on a cru devoir donner de la grande mobilité du coccyx chez les femmes enceintes, j'ai pu, comme je l'ai dit, acquérir la preuve qu'elle existe chez elles et à un haut degré, comme chez toutes les femmes d'ailleurs, je le répète.

Par conséquent Smellie et Rœderer étaient absolument dans le vrai. Et l'on comprend que, les choses étant ainsi, certains auteurs puissent nous répondre: « Peu importe l'étendue du diamètre coccy-sous-pubien à l'état statique ; ce qui importe, c'est son étendue après rétropulsion. *Pendant l'accouchement, le coccyx ne compte pas, il est partie molle.* »

D'où je devais conclure que Deventer et Burton s'étaient complètement mépris, l'un en recommandant sa manœuvre pour la rétropulsion du coccyx, l'autre en niant la mobilité du coccyx, *à moins cependant que le coccyx, partie molle à l'état statique, ne devienne partie dure et résistante pendant l'accouchement.*

Pour m'assurer du fait, j'ai examiné, depuis un an, quantité de femmes pendant la période d'expulsion, choisissant de préférence des primipares, et voici ce que j'ai pu constater *dans tous les cas,* non pas bien entendu par le toucher vaginal, qui n'est plus praticable à cette période, mais, et j'insiste sur ce point, par le toucher rectal qui, quoiqu'on ait pu dire, reste très aisément praticable jusqu'à la dernière minute de l'expulsion :

La résistance du coccyx à la rétropulsion paraît être la cause ordinaire et principale du « retardement » de la sortie de l'enfant à terme et vivant.

CHAPITRE V

Étude clinique sur le passage de la tête fœtale au niveau du détroit inférieur. — Insuffisance de ce détroit tel que le conçoivent les auteurs à expliquer la résistance que paraît opposer le coccyx à la progression de la tête.

La résistance du coccyx à la rétropulsion paraît être la cause ordinaire et principale du « retardement » de l'expulsion de l'enfant à terme et vivant.

Avancer une pareille proposition, c'est remettre en question presque toute l'étude de la période d'expulsion.

J'ai déjà, en effet, au début de ce travail, montré à quel rôle infime était réduit à l'heure actuelle le détroit coccy-pubien; j'ai, en passant, signalé le rôle prépondérant qu'on a fait jouer, depuis plus d'un siècle, à l'orifice vulvaire et au périnée, et plus récemment à l'orifice hyménéal. Pour mieux faire ressortir les résultats auxquels je suis arrivé, je vais préciser davantage les notions à l'heure actuelle courantes sur ce point du mécanisme de l'accouchement.

Nous prendrons comme type l'accouchement par le sommet, chez une primipare. La dilatation de l'orifice utérin est complète; la tête bien fléchie appuie sur le périnée. La rotation est faite. Les contractions sont régulières.

Avant que la tête franchisse l'orifice vulvo-hyménéal, il va s'écouler une heure, une heure et demie.

Où siège l'obstacle qui s'oppose à l'expulsion plus rapide du fœtus?

M Budin a répondu à cette question de la façon suivante :

« Tandis que chez les femmes qui ont déjà un ou plusieurs enfants, cette expulsion est *assez rapide*, chez celles qui accouchent pour la première fois, il s'écoule au contraire une heure, une heure et demie, deux heures et même davantage, entre le moment où la tête traverse l'orifice utérin et celui où elle franchit l'orifice vulvaire. Chez ces dernières (les primipares), on voit pendant la contraction la tête appuyer sur le plancher périnéal et la vulve s'entr'ouvrir, puis la tête rétrocède ; à une nouvelle contraction, la tête entr'ouvre de nouveau la vulve, se retire et ainsi de suite pendant un temps assez long ; cette période avait été appelée par une sage-femme qui avait assisté à beaucoup de naissances, « la période du désespoir ». A chaque instant, en effet, la vulve s'entr'ouvrant, on peut croire que l'expulsion va avoir lieu, mais la tête s'arrête et bientôt recule. Enfin, *à un certain moment*, l'extrémité céphalique apparaît recouverte de sang ; le plus souvent il n'y a qu'une tache plus ou moins large, mais quelquefois des caillots sont chassés par la tête. A ce moment, l'accoucheur doit reprendre espoir ; en effet, la tête au lieu d'entr'ouvrir seulement la vulve va la dilater considérablement, elle ne rétrocédera plus et, après deux ou trois contractions, elle sera en général expulsée.

« Est-ce la vulve, est-ce le périnée qui mettent obstacle à sa sortie ? Non, c'est principalement l'orifice vaginal, ainsi que nous avons pu le constater maintes fois. » (Budin, *loc. cit.*)

Et plus récemment encore, dans une leçon sur les déchirures du périnée, publiée par la *Semaine médicale*, 9 mars 1887, M. Budin, précisant davantage, disait :

« *Ainsi le fœtus, avant de venir au monde, doit traverser trois détroits :* 1° *le détroit utérin* qu'il ne franchit pas sans des déchirures auxquelles nous n'avons que faire ; 2° *le détroit hyménéal* dont nous n'empêcherons pas la déchirure inévitable ; 3° enfin, reste le troisième orifice, *l'orifice vulvaire.* »

Voilà qui est net. La période de désespoir peut durer une heure, une heure et demie, deux heures.

L'obstacle à l'expulsion est l'orifice hyménéal. C'est-à-dire, si nous considérons seulement le canal maternel, qu'entre l'orifice utérin et l'orifice vulvaire ou vaginal, il n'y a pas habituellement d'obstacle à la progression de la tête.

Et si nous considérons la tête fœtale, nous voyons que des deux circonférences importantes qu'elle présente, la sous-occipito-bregmatique et la sous-occipito frontale, aucune ne gêne l'expulsion de la tête qui, pendant deux heures, serait arrêtée par l'orifice hyménéal avec lequel se trouve en rapport une circonférence bien antérieure et bien inférieure à la sous-occipito-bregmatique.

Tout en se ralliant pleinement aux idées de M. Budin sur la cause de la période de désespoir, M. Charpentier pense, avec la plupart des accoucheurs, anciens et contemporains, que le *périnée* joue également un rôle considérable.

Mais qu'est-ce que le périnée ? C'est ici que je vais

pouvoir justifier ce que j'ai dit plus haut, à savoir que ce périnée est une entité mal définie. Ainsi pour M. Charpentier c'est l'espace ano-vulvaire.

« Il suffit, dit-il en effet, de comparer ses dimensions à l'état de repos, avec celles qu'il acquiert à la fin de l'accouchement, au moment du dégagement de la tête, pour en avoir la certitude. *Ce périnée qui, à l'état normal a de 2 centimètres à 2 cent. 1/2 au plus,* atteint souvent 15, 18, 20 centimètres de long, et cette distension ne se produit que lentement et sous l'influence des efforts incessants de la tête. »

Il est évident que si un périnée de 2 c 1/2 doit s'étendre souvent jusqu'à 20 centimètres, cela doit demander un certain temps, et que la résistance opposée par les tissus doit entrer pour quelque chose dans le *retardement* (Levret) de la sortie de la tête.

Mais ces chiffres de M. Charpentier sont très contestables et très contestés. Il en est de même de l'idée qu'il se fait du *périnée,* considéré comme obstacle à la progression de la tête.

En consultant les auteurs, nous trouvons, à ce sujet, des données très différentes des précédentes.

« Lorsque, disent MM. Tarnier et Chantreuil, la partie fœtale qui se présente s'engage dans l'aire du détroit inférieur du bassin, *elle rencontre, avant d'arriver au dehors, une résistance provenant des parties molles qui ferment ce détroit. Elle refoule le coccyx en arrière, agrandit par conséquent le diamètre coccy-pubien, déprime et pousse devant elle le prolongement charnu du canal pelvien, et le transforme en une gouttière dont la concavité regarde en avant et en haut.*

« Voici comment s'opère cette transformation : à chaque
contraction, la partie fœtale descend et vient appuyer sur le
plancher périnéal. *Petit à petit* celui-ci se laisse déprimer et
finit par devenir saillant. On dit alors que le périnée bombe.
Tous les tissus qui constituent le plancher périnéal sont alors
distendus ; la cloison recto-vaginale est repoussée contre le
rectum qu'elle aplatit ; l'anus, souvent entouré d'un bourrelet
hémorroïdal, s'ouvre largement et laisse voir la muqueuse
de la paroi antérieure du rectum ; la distension de l'orifice
anal est parfois si prononcée qu'il devient le siège de fissures, etc...

« Enfin, la tête fœtale distend la vulve et apparaît au
dehors. Dans cet état, *le plancher périnéal, mesuré de la
pointe du coccyx à la commissure postérieure de la vulve,
acquiert une longueur de 15 à 20 cent.*, dont la plus grande
partie répond au périnée proprement dit, c'est-à-dire à l'espace compris entre l'anus et la vulve, etc. »

Et plus loin, page 611, M. Tarnier ajoute : « *Le périnée
offre une résistance variable à la dilatation.* »

Ainsi donc, c'est bien le plancher périnéal qui résiste ;
c'est bien *le périnée antérieur, ano-vulvaire, qui se distend
le plus*, et cela bien avant le moment où la tête ne rentre
plus dans l'intervalle des contractions. Seulement le
chiffre maximum, 20 centimètres, que donne M. Tarnier,
s'applique à *tout le plancher périnéal, coccy-vulvaire,*
et non pas seulement au périnée proprement dit.

Certains auteurs sont, sur ce point, d'accord avec
M. Tarnier ; d'autres sont d'une opinion toute contraire.

Examinons, en effet, les principales figures qu'on a

faites du canal parturient à son maximum de distension (1).

D'après Levret (pl. 4), la partie coccy-anale du périnée
n'est pas modifiée; la partie ano-vulvaire, périnée proprement dit, périnée antérieur, dirons-nous, s'allonge
démesurément.

La figure 56 de P. Dubois montre tout le contraire.
En voici le texte explicatif : « Le plancher du bassin est
extensible, et, grâce à cette propriété, on le voit, pendant
l'accouchement, se distendre, s'allonger en tous sens,
se développer, en un mot, au plus haut degré, sous
l'influence de la pression que le fœtus, poussé par les
contractions utérines et abdominales, y exerce, et on
voit en même temps la vulve se dilater, se porter en
avant et offrir, quand cette dilatation est parvenue à son
dernier terme, une ouverture presque équivalente à
celle du détroit périnéal.... Dans ce nouvel état, le
bassin constitue un canal beaucoup plus long et plus
courbe que quand il est dépourvu de ses parties molles;
la paroi postérieure, dont la longueur totale est de 22 à
27 centimètres, se compose de deux parties : une, supérieure et postérieure, étendue de l'angle sacro-vertébral
à la pointe du coccyx; et l'autre, inférieure et antérieure,
molle et extensible, qui continue assez régulièrement le
plan courbe de la première, et qui est étendue de la pointe
du coccyx à la commissure inférieure de la vulve. Cette
dernière partie, qui ajoute 14 à 15 centimètres à la longueur de la paroi postérieure osseuse de l'excavation,

(1) Voyez à la fin de ce mémoire les figures en question que j'ai fait
reproduire à titre de pièces justificatives.

comprend elle-même deux portions, *l'une plus grande, étendue du sommet du coccyx au rectum, et l'autre plus petite, étendue du rectum à la commissure inférieure de la vulve, etc.* » (*Loc. cit.*)

La figure 17 de Cazeaux montre le périnée distendu au moment du passage de la tête. La distension maxima porte sur la partie coccy-anale du périnée ou périnée postérieur.

La figure 13 de Barnes représente le périnée distendu également aux dépens de ses parties postérieure et antérieure. Mais la commissure postérieure de la vulve n'est pas figurée.

Pour Playfair (fig. 11, page 19, Axe général du canal pelvi-génital comprenant l'utérus et les parties molles, lorsqu'il est complètement distendu, c'est-à-dire juste au moment où la tête va être expulsée), il y a égalité entre le périnée antérieur et le périnée postérieur.

Hodge donne une figure schématique qui ne dit rien ; l'anus n'est pas figuré.

Schultze, qui a essayé de représenter le mécanisme de l'accouchement dans de fort belles planches murales, fait porter la distension maxima sur le périnée antérieur. Mais il est, de par ses planches, en désaccord absolu avec tous les auteurs français. Car sa figure montre le périnée atteignant son maximum de distension quand le menton franchit la commissure postérieure de la vulve.

Or nous lisons dans la dernière édition de Cazeaux revue par M. Tarnier.

« Le tronc s'engage dans l'excavation pendant que la tête distend et repousse le périnée, et le menton reste appliqué sur la poitrine, non seulement jusqu'au moment où l'occiput se place sous l'arcade publenne, mais encore jusqu'au moment où le bregma apparaît à la commissure postérieure de la vulve. C'est alors que le périnée agit comme une sangle élastique qui, d'une part repousse la tête en haut sous l'arcade publenne, *tandis que d'autre part elle glisse rapidement sur la face qu'elle laisse à découvert, en se rétractant vers la région coccygienne qui lui donne attache.* »

Si le périnée se rétracte, il ne peut être distendu au maximum quand le menton sort. Dès lors, la planche de Schultze est fausse.

Je terminerai par une citation d'Hyernaux.

« Le périnée est cet espace compris entre le coccyx et la commissure postérieure de la vulve ; il mesure 8 centimètres (3 pouces). Mais au moment de la parturition, il s'amincit et se distend au point d'atteindre 2 et même 4 centimètres (9 à 18 lignes) de plus *(loc. cit.).* »

On peut voir, d'après les citations qui précèdent, que l'accord est loin d'être fait sur ce qui se passe pendant la période d'expulsion.

Aux obstacles qu'opposent à la progression de la tête l'orifice hyménéal et l'orifice vulvaire, il nous faut ajouter, pour rester classique, la résistance qu'offrent à la distension le canal membraneux et les *parties molles qui ferment le détroit inférieur* (Tarnier).

Mais de tous ces obstacles, quel est le principal ? A quel moment précis entrent-ils en jeu. Agissent-ils simultanément ou successivement ?

Comment s'effectue le passage du bassin osseux dans

le bassin mou? Combien de temps faut-il, en moyenne,
pour que la résistance des parties molles qui ferment ce
détroit, soit vaincue? Ce passage est-il difficile? Le coccyx
offre-t-il, oui ou non, une résistance notable?

Voilà tout un côté de la question qui n'a point été
abordé.

On sait exactement ou à peu près ce qui se passe à la
vulve.

On sait moins ce qui se passe dans le canal membraneux.

Il semble qu'on ne sache pas du tout ce qui se passe
au détroit inférieur.

Dès lors, comment affirmer que c'est, soit l'orifice
vulvaire, soit l'orifice hyménéal, soit le périnée qui opposent le maximum de résistance, s'il existe un troisième facteur complètement inconnu?

J'ai donc repris l'étude de la période d'expulsion, en
partant de l'hypothèse suivante :

La tête fœtale doit successivement franchir, d'après les
auteurs, avant d'être expulsée, le *détroit* inférieur, le
prolongement charnu du canal pelvien, l'*orifice hyménéal*, l'*orifice vulvaire*.

Mais, pas plus que la filière qu'elle doit parcourir,
cette tête ne présente des dimensions partout égales.

Nous savons qu'elle a à faire passer au niveau des
points rétrécis de la filière, dont le détroit coccy-
pubien, 8 cent. 1/2, un diamètre et une circonférence
de beaucoup supérieurs aux autres : le diamètre et la
circonférence sous-occipito-frontaux.

Il est vraisemblable que c'est au passage de ce diamètre et de cette circonférence que les points rétrécis de la filière opposent la plus grande résistance et non à celui des diamètres et des circonférences plus petits.

S'il en est ainsi, c'est *successivement* que le détroit inférieur, le canal membraneux, l'hymen et la vulve s'opposent au passage de ce diamètre et de cette circonférence.

Et le problème qu'il s'agit de résoudre est le suivant:

Combien de temps faut-il pour que le grand diamètre de la tête franchisse :

1° Le détroit inférieur ;

2° Le canal membraneux ;

3° Les orifices hyménéal et vulvaire ?

Pour ce faire, j'ai, pendant l'année qui vient de s'écouler, examiné à ce sujet un grand nombre de femmes pendant la période d'expulsion, choisissant des primipares, ou des secondipares chez lesquelles la période d'expulsion était longue (gros enfant, périnée résistant) ; je vais donner ici quelques observations types dans lesquelles se trouvent pour ainsi dire réunies et synthétisées toutes les constatations que j'ai pu faire à maintes reprises au cours de mes recherches.

OBSERVATION I. — *Étude de la période d'expulsion chez une primipare, dans un cas de présentation du sommet. Mensurations du périnée. Graphique du bassin mou.*

Fr. A. femme Jourdan, âgée de 24 ans, ménagère, entre le 14 juin 1887, salle Sainte-Anne, lit n° 11, à 7 heures du matin.

Primipare, régulièrement réglée tous les mois pendant 3 ou 4 jours, cette femme a eu ses dernières règles du 12 au 15 septembre 1886. Elle est donc à terme.

Elle ressent les premières douleurs le 14 juin 87 à 4 heures du matin; les membranes se rompent spontanément et prématurément le 13 à 3 heures du soir.

Lorsqu'elle arrive le 14, à 7 heures du matin, on trouve une présentation du sommet en OIGA bien engagé, bien fléchi. La dilatation est grande comme cinq francs.

Je construis le schéma de la coupe médiane antéropostérieure du bassin de la façon suivante:

Par le procédé indiqué plus haut, je fais deux mensurations du diamètre coccy-pubien. Ce diamètre mesure 9 centimètres. La mensuration est très facile, on sent admirablement la pointe du coccyx.

On sent nettement aussi l'articulation sacro-coccygienne légèrement saillante, et le sous-sacro-sous-pubien, mesuré par le même procédé, est trouvé égal à 11 centimètres. Par le toucher rectal et le toucher externe combinés, on sent le coccyx comme s'il n'existait pas de parties molles; il est mobile dans sa totalité.

Je fais placer la femme debout contre le mur, dans la position du soldat sans armes, et à l'aide du fil à plomb je mesure les distances:

Du bord inférieur de la symphyse au plancher.

De la pointe du coccyx au plancher.

La différence des deux égale 3 centimètres.

A l'aide de ces données je puis arriver aisément à construire le schéma représenté dans la Planche Ire.

Le périnée, à l'état de repos, mesure:

11

Périnée antérieur . . 2°.5.

Périnée postérieur. . 4°.2.

La dilatation est complète à 2 heures du soir le 14 juin.

2 *heures* 7. — La tête commence à appuyer sur le périnée pendant la contraction. La rotation n'est pas faite. La fontanelle postérieure est en rapport avec la partie moyenne de la branche ischio-pubienne gauche. Le bregma est en arrière et immédiatement à droite du coccyx.

La vulve est fermée.

Le périnée postérieur bombe........... 6 c. 3.

Le périnée antérieur est à peine modifié. 3 c.

L'anus est fermé.

Le doigt index, introduit dans le rectum et glissé devant la face antérieure du coccyx et du sacrum, est douloureusement meurtri au moment de la contraction entre la tête et la face antérieure du coccyx.

Le coccyx est très tendu, même en dehors de la contraction.

2 *heures* 15. — Contraction. La tête appuie et fait bomber le périnée postérieur. Elle entr'ouvre la vulve d'un centimètre et, par la fente, on voit la tête qui occupe la même situation, avec cette seule différence que c'est la bosse occipitale qui vient se mettre en rapport avec la branche ischio-pubienne.

La fontanelle postérieure est presque au niveau de la commissure postérieure de la vulve ; la suture sagittale est encore légèrement oblique.

Ici encore la pression s'exerce en arrière :

Le périnée postérieur mesure 7 centimètres.

Le périnée antérieur bouge à peine ; il ne fait guère que se tendre transversalement.

2 *heures* 17. — Nouvelle contraction. Même jeu du périnée postérieur, l'anus s'entrouvant un peu et le périnée antérieur se modifiant à peine. Ni l'orifice du vagin, ni celui de la vulve ne sont sollicités. On passe aisément deux doigts entre eux et la calotte cranienne.

La fourchette est ridée.

Par le toucher rectal on se rend très bien compte que tout l'effort porte en arrière, contre le coccyx.

2 *heures* 22. — La rotation est presque complète ; les matières commencent à sortir pendant la contraction.

La bosse occipitale est en rapport avec le bord inférieur de la symphyse. On se rend compte, en passant le doigt derrière la symphyse, que le point sous-occipital n'est pas encore complètement abaissé.

Le bregma, au moment de l'apogée de la contraction, arrive au niveau de la pointe du coccyx qu'il lamine, puis il remonte lorsque la contraction est passée. Par contre, il n'y a toujours pas de tension des orifices vaginal et vulvaire. On commence à voir pointer la bosse séro-sanguine par une fente de 2 centimètres de large, puis tout rentre et remonte une fois la contraction passée.

2 *heures* 30. — Id.

2 *heures* 45. — Pendant la contraction, le périnée antérieur a 4 c. 8 ; tout le reste est dans le même état. C'est toujours le sous-occipito-bregmatique qui cherche à forcer le détroit pubo-coccygien.

2 *heures* 50. — Le sous-occiput arrive au niveau du bord inférieur de la symphyse. La fontanelle postérieure est au droit de la commissure postérieure ; le bregma au niveau de la pointe du coccyx qui résiste solidement. (Planche I. Tête pointillée.)

Le périnée postérieur mesure 7 ; il n'augmente plus.

C'est le tour du périnée antérieur de commencer à se tendre. Il. mesure 5 centimètres au moment où la contraction est à son acmé.

On passe aisément deux doigts entre la tête et les orifices vulvaire et vaginal ; le toucher rectal montre que la pression maxima s'exerce contre le coccyx. Là est l'obstacle.

2 *heures* 55. — La bascule de la tête commence. Le sous-occiput vient s'arcbouter sous la symphyse. Le front presse contre le coccyx.

2 *heures* 57. — Pendant la contraction les matières sortent plus abondamment. La vulve s'entr'ouvre de 2 c. et demi. Le maximum de pression et de tension est de plus en plus en arrière où le doigt est écrasé et repoussé pendant la contraction. Puis tout rentre et remonte, la contraction passée.

3 *heures*. — Contraction pendant laquelle il est complètement impossible de passer le doigt entre le front et le coccyx.

3 *heures* 5. — Contraction. Pendant la contraction, le périnée postérieur a toujours 7 c. L'antérieur atteint 6 c. L'anus s'entr'ouvre d'un cent. et demi. Puis la contraction passée, le périnée antérieur revient à 4 cent. La tête rentre après avoir pointé sur une largeur plus

grande que cinq francs. Il commence à être moins facile de passer le doigt autour de l'hymen. Mais il n'y a pas encore là d'obstacle à la progression de la tête, la grosse difficulté, c'est évidemment le passage du diamètre maximum, le sous-occipito-frontal, au-devant du coccyx.

3 *heures* 15. — Contraction. Le périnée antérieur mesure 6 c. Le front essaie toujours en vain de passer le cap coccygien. Le périnée antérieur revient à 4 c. après la contraction, et la tête rentre.

3 *heures* 27. — Contraction et effort prolongé : *le front passe la pointe du coccyx* ; ressaut. (Planche I. Contour plein.)

Le périnée reste distendu au maximum et mesure 14 c.

C'est le point situé à mi-chemin entre la fontanelle postérieure et le bregma qui est en rapport avec la commissure postérieure. Les bosses pariétales ne sont donc pas engagées dans la vulve ni même dans l'anneau hyménéal.

La fontanelle postérieure occupe le centre de l'orifice vulvaire largement ouvert. La commissure antérieure de la vulve est en rapport avec la bosse occipitale. Il y a 4 c. entre ce point et le bord inférieur de la symphyse qui est est en rapport avec le sous-occiput.

Lorsque la contraction est passée, la tête ne rentre plus. Le coccyx appuyant ferme dans l'angle naso-frontal, la cale et l'empêche de rentrer.

Le crâne est, pour me servir de l'expression anglaise « *out of the bones* » (hors des os). Maintenant la résistance va se montrer en avant à l'anneau hyménéal ou vulvaire.

3 *heures* 30. — Une nouvelle contraction achève la déflexion et amène *le bregma* à la commissure postérieure de la vulve.

Le périnée s'allonge peu ; le menton a passé le coccyx. (Planche I. Contour plein interrompu.)

Dès lors la tête tout entière est « *out of the bones* ». *Alors la résistance est seulement en avant*.

Au moment où le bregma arrive à la commissure, après la sortie des bosses pariétales, avant celle du front, j'arrête complètement le mouvement de déflexion de la tête, en poussant de toutes mes forces contre elle jusqu'à ce que la contraction soit passée.

Alors *spontanément*, la tête *restant immobilisée par mon doigt*, le périnée glisse en arrière découvrant complètement le front et la face.

Je suis obligé de dégager le menton.

Grandes précautions pour l'épaule postérieure.

La fourchette est intacte. L'enfant pèse 3420 gr. et mesure 50 c.

De cette observation prise chez une primipare je rapprocherai la suivante qui a trait à une tertipare, chez laquelle nous pouvions, par conséquent, faire abstraction complète de la résistance de l'anneau hyménéal.

Observation II. — La nommé Dechacut, âgée de 24 ans, journalière, entre le 20 juin 1887, salle Sainte-Anne, lit n° 6, à 4 heures 1/2 du soir.

Elle a accouché deux fois déjà. 1er accouchement, enfant mort-né, au terme de 8 mois.

2ᵉ Accouchement, enfant vivant, à terme ; spontané.

Dernière apparition des règles, le 20 septembre 1886. La grossesse est arrivée à son terme.

Les premières douleurs apparaissent le 20 juin 1887, à 6 heures du matin. Lorsque la femme arrive à l'hôpital, le fœtus présente le sommet profondément engagé en O I G A. La poche des eaux est intacte. Dilatation comme cinq francs.

Le travail marche régulièrement. La dilatation est complète à 6 heures 20, la poche des eaux se rompt. La femme pousse.

6 *heures* 20. — La rotation est complète; le V occipital est à la vulve, immédiatement derrière la boutonnière vulvaire fermée qu'il suffit d'écarter pour l'apercevoir. La fontanelle postérieure est au niveau de la commissure postérieure. La suture sagittale dessine la ligne médiane du périnée et en mesure presque la longueur au repos. Le bregma est au niveau de la pointe du sacrum; la bosse occipitale au niveau du bord inférieur de la symphyse.

Pendant la contraction le périnée postérieur mesure 6 c. 5; l'anus s'ouvre de 4 c; *le périnée antérieur se tend à peine et mesure 3 centimètres.*

Pendant la contraction, la bosse occipitale s'abaisse un peu ; le sous-occiput cherche à venir sous la symphyse, tandis qu'en arrière la région bregmatique travaille contre le coccyx qui résiste fortement à sa pression. Le vertex enfonce le périnée postérieur et ouvre l'anus. La contraction touchant à sa fin, le bregma arrive au niveau de la pointe du coccyx et le sous-occiput au bord inférieur de la symphyse.

Les contractions sont subintrantes, énergiques, et la femme pousse à merveille.

Néanmoins il faut de 6 heures 20 à 7 heures (soit 40 minutes) chez cette tertipare, pour que le front passe la pointe du coccyx.

Lorsque le front a franchi la pointe du coccyx, il suffit de deux contractions pour achever la déflexion et amener le bregma au niveau de la commissure postérieure du périnée alors distendu au maximum. *La déflexion s'arrête là et le périnée glisse spontanément en arrière de façon à découvrir la face.* Un coup de doigt dégage le menton.

Et de 6 h. 20 à 7 heures, c'est-à-dire durant 40 minutes, à chaque contraction, l'occiput paraissait de plus en plus à la vulve pour rentrer et rentrer *brusquement*, la contraction passée, alors qu'il semblait qu'un léger effort allait terminer l'accouchement.

Voilà la période de désespoir chez une femme qui accouche pour la 3ᵉ fois.

Il est évident qu'il n'y a ici à tenir aucun compte de l'anneau hyménéal. Le constrictor cunni et la boutonnière vulvaire sont à mettre hors de cause. *La vulve n'a été un peu tendue qu'au moment où la circonférence sous-occipito frontale l'a sollicitée, c'est-à-dire pendant les dernières minutes de l'accouchement.*

Où donc était la résistance qui, chez cette femme poussant bien, s'opposait :

1º à l'arrivée du sous-occiput au niveau du bord inférieur de la symphyse ;

2º et surtout, à la bascule du diamètre sous-occipito-frontal ?

C'était évidemment le coccyx et ses freins. Si, en effet, au moment où l'effort expulsif commençait, je pratiquais le toucher rectal, je sentais la région bregmatique d'abord, puis le front, faire au niveau du coccyx une pression considérable, écrasant d'abord, énucléant ensuite la pointe de mon doigt comme un rouleau chasse devant lui une pierre bien ronde. A coup sûr cette pression était bien plus énergique que celle qui est nécessaire pour rétropulser, soit sur le cadavre, soit sur le vivant, la pointe du coccyx de plus de 2 centimètres. Il fallait bien admettre que le coccyx était bridé par quelque chose.

Promenant alors le doigt en avant de la pointe du coccyx, je pouvais sentir dans une étendue antéro-postérieure de 1 centimètre environ, une bande souple au repos, rigide comme une corde de contrebasse pendant la contraction, bifurquée en avant, et dont la tension, commençant exactement avec l'effort, croissait et disparaissait avec lui pour reparaître en même temps. En suivant les bifurcations de cette corde à droite et à gauche, on la sent se continuer, à la partie postérieure du détroit inférieur, sous forme d'une bride semi-lunaire ; elle est renforcée par un certain nombre de faisceaux nés des bords du coccyx qui, sous forme de deux larges cordons, se portent vers les épines sciatiques.

Lorsque la contraction a cessé, et que la tête est remontée, la pression au niveau du coccyx diminue sans disparaître complètement; il en est de même de la tension des cordons. Quant aux sensations fournies par les ligaments sacro-sciatiques, bien plus haut situés, elles restent avant, pendant et après la contraction, ce qu'elles sont pendant et après la grossesse.

Observation III.— B. P., 24 ans, entre à la maternité de Lariboisière, salle Sainte-Anne, lit 27, le 24 avril 1887.

Bien conformée, régulièrement réglée pendant 8 jours, elle a eu ses dernières règles le 31 juillet et est par conséquent enceinte de 8 mois et 3 semaines environ.

Apparition des premières douleurs le 20 avril à midi; rupture artificielle des membranes à la dilatation complète, à 11 h. 1/4, le 21.

J'examine cette femme quelques instants après la rupture de la poche. La rotation de la tête est faite; la fontanelle postérieure est au niveau de la commissure postérieure de la vulve; le bregma est sur la face antérieure du coccyx qui résiste à sa pression. La bosse occipitale est en rapport avec le bord inférieur de la symphyse, et on a assez de peine à passer le doigt à ce niveau pour aller sentir la nuque qui est encore en rapport avec la face postérieure de la symphyse.

En un mot les grands diamètres de la tête sont encore au-dessus du plan coccy-sous-pubien.

11 h. 1/2. Pendant la contraction, les matières fécales commencent à sortir; en introduisant un doigt dans l'anus on sent les brides latérales du coccyx se tendre, pendant que celui-ci cède un peu sous la pression de la tête. Le périnée postérieur se tend, bombe transver-

salement ; le sillon du raphé s'efface, pendant que le périnée antérieur ne bouge pour ainsi dire pas, et que la vulve reste absolument fermée.

Tout l'effort (ce dont on s'assure aisément avec le doigt introduit dans le vagin d'abord, dans l'anus ensuite) porte d'une part sur le bord inférieur de l'arcade pubienne au niveau duquel on sent, au moment de la contraction, glisser en descendant l'écaille de l'occipital, et surtout au niveau du coccyx et de ses brides, dont on perçoit très nettement la saillie en arrière et sur les côtés.

A ce moment le périnée mesure :

a) en dehors de la contraction :

Périnée antérieur 3 c. 1/2.

Anus plissé et punctiforme.

Périnée postérieur 4 cent.

b) pendant la contraction :

Le périnée postérieur mesure 6 centimètres.

L'anus s'entr'ouvre de façon à admettre sans pression la pulpe de l'index.

Le périnée antérieur commence à se déplisser transversalement, sans augmenter notablement d'étendue antéro-postérieure.

En écartant un peu les lèvres de la vulve on voit la tête.

A chaque contraction il sort un peu de matières fécales.

Midi moins le quart : même distension du périnée postérieur. La tête commence à apparaître pendant la contraction.

Midi 55. Le front passe enfin la pointe du coccyx. *Désormais la tête ne rentre plus.*

A ce moment l'orifice hyménéal et la vulve commencent à se tendre notablement.

1 heure. L'accouchement est terminé.

Il a donc fallu 1 heure 1/2 au diamètre sous-occipito-frontal pour franchir le coccy-sous-pubien, et 5 minutes pour parcourir le bassin mou et forcer l'orifice hyménéal et l'orifice vulvaire.

Le travail a duré 25 heures.

L'enfant est une fille de 2650 grammes.

Les diamètres de la tête, mesurés aussitôt après l'expulsion, sont :

Om	12,2
Of	11,5
Sous-occipito-bregmatique.	9,3
Sous-occipito-frontal	10
Sous-occipito-nasal	9,5
Sous-occipito-facial.	9,2
B. P	9,2
B. T	8,5

OBSERVATION IV. — Louise Réautet, primipare, 22 ans, entre le 8 juin 1887, salle Sainte-Anne, lit n° 19.

Bassin normal, grossesse à terme. Enfant vivant présentant le sommet profondément engagé en OIGA.

Apparition des premières douleurs le 8 à 4 heures du matin. Rupture prématurée et spontanée des membranes le 7 au matin. Dilatation complète à l'arrivée.

A 7 heures 1/2, quand je vois cette femme, l'occiput pointe, mais très peu, pendant la contraction, entre-bâillant la vulve de 1 centimètre environ.

La nuque n'est point encore complètement au niveau
du bord inférieur de la symphyse; le bregma est au
niveau de la pointe du sacrum.

Le périnée mesure :

En dehors de la contraction : périnée postérieur 5ᶜ
                              périnée antérieur 4ᶜ
                              anus   3ᶜ 1/2

Pendant les contractions. Périnée postérieur 6ᶜ 1/2,
puis 7, puis 8 (maximum) au moment où le front va
passer.

Périnée antérieur 5ᶜ,3 au début; 6ᶜ,5 maximum.

Anus 4ᶜ.

La femme prend, pendant les efforts d'expulsion, une
posture bizarre. Les membres inférieurs sont ramenés
dans l'attidude fœtale, le sacrum étant bien soulevé par
les draps de siège.

En se plaçant de profil on voit, dans l'intervalle des
contractions, le seul profil des fesses. Le périnée antérieur, l'anus, le périnée postérieur sont cachés dans le
fond du sillon interfessier.

Au moment de la contraction, le pli interfessier, si
profond en arrière, disparaît presque complètement,
se met presque de niveau avec la saillie des fesses,
qu'il ne tarde pas à déborder poussé qu'il est par la
tête.

A 8 heures 20, le front passe le coccyx. Désormais la
tête ne rentre plus.

A la contraction suivante, le bregma arrive à la fourchette. Un doigt introduit dans le rectum sent le menton au niveau de la pointe du coccyx.

J'arrête complètement la déflexion.Le périnée, distendu au maximum (périnée postérieur 8 c., périnée antérieur, 6 c. 5, anus, 4; en tout , 18 c. 5), glisse spontanément en arrière, dès que les bosses pariétales sont libé-
rées. Un coup de doigt libère le menton arrêté à la
commissure postérieure.

Il est 8 *heures* 25. Le périnée est absolument intact.
L'enfant, du sexe masculin, pèse 3.300 grammes et
mesure 48 centimètres.

En résumé, il a fallu, chez cette primipare, des contractions utérines répétées durant près d'une heure,
pour triompher de la résistance du coccyx, et une contraction et cinq minutes pour triompher de la résistance du périnée antérieur et de la vulve.

En multipliant ici les observations que j'ai re-
cueillies, je ne pourrais que me répéter sans profit. J'ai
toujours vu les choses se passer de la même façon pendant la période d'expulsion. Je vais donc, dans une description générale, exposer les résultats de recherches
poursuivies durant plus d'un an.

Ainsi que l'avait déjà indiqué Fabbri, comme le
prouve le fonctionnement de l'aiguille du forceps Tarnier, ainsi que l'a vu depuis longtemps M. Pinard, ainsi
que l'a démontré son élève Boissard, dans sa thèse
inaugurale, la ligne axile de toute la portion passive
du bassin (détroit supérieur, excavation) est droite, et
c'est en suivant cette ligne que le pôle fœtal qui se
présente descend, directement et en ligne droite, jusqu'au
plancher pelvien.

« Ce pôle fœtal, une fois arrivé sur le plancher périnéal, devra déprimer tout le fond du bassin formé par
l'ensemble des parties molles, *le creuser;* ce creusement
aura pour effet, non seulement d'augmenter le diamètre
coccy-sous-pubien, de 2, 3 et même 3 c. 1/2, mais encore
d'accroître toute la hauteur de l'espace sous-pubien où
se trouve l'orifice de sortie de la cavité pelvienne.

« Tant que ce bassin, de nouvelle formation pour
ainsi dire, ne sera pas constitué, creusé aux dépens des
parties molles, il ne pourra être question de l'expulsion
du pôle fœtal hors des parties maternelles.

« Une fois ce bassin définitivement établi, le pôle du
fœtus qui se présente sortira suivant une ligne presque
perpendiculaire à la direction rectiligne qu'il avait sui-
vie en arrivant jusqu'au fond de la cavité pelvienne. »
(Boissard, *loc. cit.*)

Comment se fait ce creusement du bassin mou? Peut-
on en tirer des renseignements au point de vue qui
nous occupe? C'est ce que nous allons examiner.

La tête fœtale, se présentant par le sommet en position gauche, variété antérieure, vient de franchir l'orifice utérin et arrive sur le plancher pelvien. Si la flexion
n'était pas tout à fait complète, elle se complète sous
l'influence de la poussée utérine et de la réaction
de l'appareil coccygien. Alors la rotation s'accomplit, et,
en définitive, l'occiput vient se placer sous la symphyse
pubienne. C'est là que nous prendrons la tête. Si, à ce
moment, la rotation une fois faite, on examine, à l'aide
du toucher vaginal et rectal, les rapports de la tête avec
le détroit coccy-pubien, on trouve que la nuque, le

sous-occiput, est encore derrière la face postérieure de la symphyse et non pas au niveau de son bord inférieur, tandis que le bregma est au droit de l'articulation sacro-coccygienne.

La fontanelle postérieure est au-dessous ou au niveau de la commissure postérieure de la vulve, et la suture sagittale dessine la ligne médiane coccy-vulvaire.

Alors (et déjà pendant la fin du mouvement de rotation), on assiste, à l'aide du toucher rectal à une première lutte entre le détroit coccy-pubien difficilement dilatable et le *diamètre* sous-occipito-bregmatique, lutte qui se termine, après un temps variable, par la superposition, l'engagement du diamètre sous-occipito-bregmatique dans le diamètre coccy-sous-pubien déjà dilaté de 1 centimètre en moyenne (nous avons vu, en effet, qu'il mesure normalement 8 c. 5).

A ce moment, l'occiput a tout entier dépassé le bord inférieur de l'arcade pubienne et de la symphyse maintenant appuyée sur la nuque au point sous-occipital qui désormais ne va plus progresser, momentanément du moins. (Voyez planche III.)

Que deviennent, pendant ce premier temps d'engagement du diamètre sous occipito-bregmatique dans le détroit coccy-sous-pubien, le coccyx et le plancher périnéal ?

En pratiquant le toucher rectal, on sent le coccyx ne céder que difficilement et lentement à la poussée de la tête, qui, après chaque contraction, perd, sous l'influence de la réaction du coccyx et du périnée, un peu du chemin qu'elle vient de gagner.

L'index, introduit dans le rectum et glissé à plat devant la face antérieure du coccyx, est douloureusement meurtri au moment de la contraction entre la région bregmatique et cette face antérieure du coccyx résistant.

Le bregma, au moment de l'acmé de la contraction, arrive au niveau de la pointe du coccyx qu'il lamine, puis remonte lorsque la contraction est passée.

Cherchons, à l'aide du doigt rectal, à reconnaître quel est l'obstacle qui s'oppose à la rétropulsion du coccyx, si facile sur la femme non parturiente et sur le cadavre.

En promenant le doigt en avant de la pointe du coccyx, on sent aisément, dans une étendue antéro-postérieure de 1 centim. environ, une bande rigide comme une *corde de contrebasse*, et dont la tension, commençant exactement avec l'effort, croît et disparaît avec lui, pour reparaître à la poussée suivante.

En suivant cette corde, à droite et à gauche, on la sent se continuer à la partie postérieure du détroit inférieur sous forme d'une bride semi-lunaire; elle est renforcée par un certain nombre de faisceaux rigides, élastiques et contractés, qui, sous forme de deux larges cordons, se portent vers les épines sciatiques.

Que devient pendant ce temps le plancher périnéal? Seule, sa partie postérieure, ano-coccygienne, change d'aspect, tandis que l'anus ne s'entr'ouvre pas encore et que le périnée proprement dit, ou ano-vulvaire, est à peine modifié.

C'est le périnée postérieur, ano-coccygien, qui se creuse, bombe, s'élargit et s'allonge.

13

L'espace ano-coccygien augmente de 2 c. en moyenne. Il n'y a pas la moindre lutte entre la tête, le périnée antérieur et les orifices vaginal et vulvaire au niveau desquels on commence à apercevoir la pointe de l'occiput.

Donc, pendant tout ce premier temps : engagement du diamètre sous-occipito bregmatique, c'est au niveau du coccyx et du périnée postérieur que siège l'obstacle.

A ce premier temps, d'engagement, en succède un second, qu'on pourrait appeler de dégagement et qui va demander, pour s'accomplir, une heure, une heure et demie, parfois deux heures, pendant lesquelles, le point sous-occipital étant fixé sous la symphyse, le sous-occipito-frontal, qui est le maximum, va chercher à franchir le cap coccygien (bascule du sous-occipito-frontal).

Ce n'est que peu à peu, presque millimètre par millimètre, qu'à chaque contraction le front gagne sur la résistance du coccyx et du plancher pelvien. Le mouvement de bascule qui, complet, libérera le front, s'ébauche à chaque contraction. Mais il échoue pour ainsi dire au port, et, la contraction passée, tout le terrain gagné est perdu par suite de la réaction périnéale.

Que donnent, pendant cette période, la vraie période du désespoir, l'examen du coccyx et de ses brides, et celui du périnée ?

Le doigt, placé dans le rectum devant la pointe du coccyx, sent celui-ci, toujours maintenu par ses brides de plus en plus tendues, résister à l'effort réitéré du front. Le doigt est écrasé et repoussé pendant la contraction qui n'aboutit pas à triompher de l'obstacle.

Le front, à chaque contraction, écrase d'abord, énuclée ensuite la pointe du doigt comme fait un rouleau sur une pierre bien ronde.

Pendant ce temps, le vertex fait de plus en plus bomber le périnée ano-coccygien qui arrive à son maximum de distension. A mesure que la tête gagne, on voit l'anus à son tour se déplisser, s'entr'ouvrir de 1 c. 1/2 à 2 c. Les matières, laminées par le front, sortent. Le périnée antérieur, à son tour, s'allonge et se tend, mais bien moins que le postérieur. La tête pointe à la vulve, et on dirait qu'elle va sortir.

Deux doigts sont cependant aisément passés entre l'anneau hyménéal, l'anneau vulvaire et la circonférence céphalique antérieure et inférieure à la sous-occipito-bregmatique qui les sollicite à cette période.

Chaque fois que la contraction cesse, la tête rentre et tout est à recommencer.

Enfin survient une nouvelle contraction, pendant laquelle la tension du périnée postérieur s'accroît encore, tandis que l'anus s'entr'ouvre d'avantage et que le périnée antérieur s'allonge comme il n'avait pas encore fait.

On s'attend, la contraction passée, à voir rentrer la tête comme précédemment, mais *elle ne rentre plus*.

Le doigt, à ce moment placé dans le rectum, a été plus meurtri que jamais et a dû se retirer énucléé par le front. Revenant alors, la contraction passée, il sent le front calé en avant de la pointe du coccyx qui s'est logée dans le sinus naso-frontal. (Voyez planche IV.)

Le périnée reste distendu; le périnée postérieur mesure (en moyenne) 7 cent. ; l'anus 1 cent. 1/2 ; le périnée antérieur de 6 à 7, soit, pour l'espace coccy-vulvaire, 14 à 15 centimètres.

Le périnée, ainsi distendu, cache le bregma, qu'on sent au niveau de la paroi antérieure, découverte, du rectum, et la plus grande partie de la suture sagittale.

Le sommet ouvre largement la vulve, dans l'entre-bâillement de laquelle se voit à découvert la fontanelle postérieure qui, avant la bascule du sous-occipito-frontal, était cachée par la fourchette.

A ce moment, le doigt ne peut plus passer comme tout à l'heure entre l'anneau hyménal et la tête. C'est là maintenant qu'est la résistance. Les bosses parié-tales sollicitent le passage, et on va voir successivement passer au niveau de l'hymen et de la vulve, les bosses pariétales, avec la circonférence sous-occipito-bregma-tique, puis la circonférence sous-occipito-frontale. C'est l'affaire de quelques minutes et de deux ou trois con-tractions. En effet, lors de la contraction qui a suivi le moment où le crâne est resté « out of the bones » on a pu voir le périnée s'allonger encore de 2 centimètres, mais aux dépens, cette fois, du seul périnée antérieur qui mesure 8, 9, quelquefois 10 centimètres. (Voyez planche VI.) A la fin de cette contraction, les bosses pariétales franchissent la vulve, après avoir franchi et déchiré l'anneau hyménéal. Le toucher rectal montre alors que le menton est au niveau ou en avant de la pointe du coccyx.

Le bregma est à la commissure postérieure de la vulve.

La nuque est toujours sous le bord inférieur de la symphyse pubienne, et l'écaille de l'occipital recouverte et bridée par la paroi antérieure du canal membraneux qui mesure 4 centimètres environ.

La fontanelle postérieure est au centre de l'ouverture vulvaire.

Si, dans ces conditions, on laisse l'accouchement se terminer seul, on a à peine le temps de voir le sommet, un instant encadré par l'orifice vulvaire depuis l'attache de la nuque jusqu'au voisinage du bregma. En un clin d'œil, pour ainsi dire, la déflexion se fait complète, le front passe brusquement en amincissant et déchirant la commissure, puis on voit le nez et le menton.

La tête est expulsée par le périnée qui la lance brusquement en déflexion forcée, au grand détriment de l'orifice vulvaire dont le front lacère la commissure postérieure.

Pour étudier ce passage d'une façon plus complète, arrêtons *complètement* l'évolution de la tête au moment où le bregma est à la commissure postérieure de la vulve. Le périnée seul va fonctionner, et nous pourrons voir aisément le résultat de la rétrocession du canal membraneux.

Peu à peu, et par la seule élasticité du bassin mou, l'orifice vulvaire se retire, laissant à découvert les bosses pariétales. A la distension transversale de l'orifice vulvaire, nécessaire pour laisser passer le diamètre bi-pariétal 9 1/2, s'ajoute un léger mouvement de progression de la nuque et de retrait de la commissure postérieure, qui met en rapport la circonférence sous-occipito-bregmatique avec l'orifice vulvaire.

Dans un certain nombre de cas, le mouvement de rétraction du périnée ainsi commencé ne s'arrête plus, et, le doigt maintenant toujours le bregma immobile, empêchant, par conséquent, totalement la bascule du sous-occipito-frontal, on voit petit à petit se découvrir les bosses frontales, l'encoche nasal, le nez, la bouche. Le menton seul reste caché par le périnée revenu à sa longueur normale. Un coup de doigt suffit à le libérer.

Mesurez la tête dans ces cas de glissement très net en un temps. Vous trouverez toujours la circonférence sous-occipito-frontale égale à la sous-occipito-bregmatique.

Ailleurs, et le plus souvent, le glissement se fait en deux temps.

Les deux circonférences sont notablement différentes (SOF = 1 cent. 3 de plus que SOB).

Mais, dans l'immense majorité des cas, si l'on emploie cette méthode, le périnée sera intact. (J'insisterai dans un autre mémoire sur ces faits.)

Ainsi, pour me résumer, on peut (au point de vue analytique) considérer à la période d'expulsion, cinq temps :

1° Engagement du diamètre sous-occipito-bregmatique dans le détroit coccy-pubien. (Pl. III.)

2° Bascule du diamètre sous-occipito-frontal et son passage au niveau dudit détroit. (Pl. IV.)

3° Bascule du sous-occipito-facial amenant à la vulve la circonférence sous-occipito-bregmatique. (Pl. VI.)

4° Engagement de l'orifice vulvaire sur la circonférence sous-occipito-bregmatique.

5º Dégagement de l'orifice vulvaire sur la circonférence sous-occipito-frontale.

Pour l'accomplissement des deux premiers temps, il faut 1 heure, 1 h. 1/2, parfois 2 heures.

Pour l'accomplissement des trois derniers, quelques minutes à peine.

Ainsi, la grosse difficulté cliniquement appréciable dans l'expulsion de la tête, c'est le passage du diamètre sous-occipito-frontal (et de la circonférence qui lui correspond) au niveau du détroit inférieur.

CHAPITRE VI

Nécessité de rechercher s'il n'existe pas, au niveau du détroit inférieur, des dispositions anatomiques méconnues pouvant expliquer la nécessité de la rotation de la tête et la difficulté qu'éprouvent les grands diamètres de cette tête à traverser ce détroit.

Je crois avoir successivement démontré les propositions suivantes :

1° Le détroit inférieur, tel qu'on l'a décrit jusqu'ici, présente, à l'état statique, une prédominance marquée de ses diamètres transverse et obliques sur le diamètre antéro-postérieur.

2° Lorsque le bassin fonctionne, au moment du passage de la grande circonférence céphalique, la sous-occipito-frontale, le diamètre antéro-postérieur ou coccy-pubien reste encore, dans la très grande majorité des cas, inférieur au transverse et aux obliques des auteurs.

3° Il est nécessaire, pour arriver à donner au diamètre coccy-sous-pubien une étendue inférieure à celle des diamètres transverse et obliques des auteurs, que la tête peine longtemps contre le coccyx, car ce dernier n'est pas, comme on l'a dit, partie molle dans l'accouchement, et il existe certainement en ce point un obstacle considérable à franchir. Cet obstacle considérable ne réside ni dans les articulations coccygiennes, ni dans les ligaments sacro-sciatiques qui ne s'insèrent pas au coccyx. *Il semble se constituer pendant la période d'expulsion.*

Je suis donc autorisé à conclure que ce n'est nullement le détroit inférieur, jusqu'ici décrit, qui nécessite la rotation de la tête et peut retarder son expulsion, et à chercher s'il n'existe pas des dispositions anatomiques, jusqu'ici méconnues, qui expliquent mieux les particularités qui précèdent.

C'est ce que je vais essayer de faire dans la seconde partie de ce travail, qui est l'exposé succinct des recherches faites sous la direction et avec la collaboration de mon cher maître M. Farabeuf, en 1886, et que je lui laisse le soin de développer.

DEUXIÈME PARTIE

CHAPITRE PREMIER

Recherche expérimentale et anatomique d'un détroit inférieur — à grand diamètre antéropostérieur à l'état statique et à l'état dynamique, — susceptible de causer le « retardement » de la sortie de la tête fœtale.

Pour déterminer ce que pouvait être ce détroit inférieur que nous ne trouvions pas là où on le place d'habitude, nous avons institué l'expérience suivante :

Sur le cadavre d'une femme adulte, ayant eu plusieurs enfants, nous avons extrait complètement le rectum, l'utérus et le vagin, c'est-à-dire que nous avons vidé

complètement le bassin des organes qu'il renferme.
Après quoi, dans l'excavation pelvienne ainsi vidée,
nous avons, après l'ouverture de l'abdomen, placé un
estomac d'adulte, complètement distendu par du liquide
et fermé à ses deux extrémités, en nous arrangeant
de façon à ce que la grosse tubérosité vînt appuyer sur
le fond de l'excavation largement ouvert par l'éviscéra-
tion préalable.

En poussant légèrement sur la portion de cet estomac
non engagée dans l'excavation, nous avons pu voir une
portion de la grosse tubérosité venir faire hernie à travers *l'ouverture laissée au plancher du bassin par la
disparition du rectum et du vagin.*

La portion herniée, examinée par le dehors, formait
une saillie nettement *ovalaire*, à petit diamètre transversal, à *grand diamètre antéro-postérieur très prédominant :* quelle que fût la pression exercée sur l'estomac, la
portion herniée conservait toujours cette forme ovalaire,
et, tandis que le diamètre transverse augmentait relativement peu, le diamètre antéro-postérieur augmentait
de 1 à 2 c. 1/2.

Il y avait là, au niveau du plancher pelvien, *une véritable boutonnière à grand diamètre antéro-postérieur,
dilatable, mais dilatable en conservant toujours la prédominance antéro-postérieure.*

Cette boutonnière *bridait* fortement la portion herniée
de l'estomac, ainsi qu'il était aisé de le constater en passant le doigt entre elles, et *les bords en étaient d'autant
plus tendus et résistants que la pression exercée sur
l'estomac était plus considérable.*

La boutonnière finit par s'ouvrir assez pour laisser passer l'estomac tout entier, mais en le forçant à s'aplatir d'un côté à l'autre, les brides latérales n'ayant jamais assez prêté pour qu'elles pussent être appliquées contre la face interne des tubérosités de l'ischion. Si bien que, durant toute la durée de l'expérience, la boutonnière conserva sa forme nettement ovalaire à grand diamètre coccy-pubien.

Le doigt placé en arrière sentait très nettement, sous l'influence de la poussée, le coccyx céder lentement en reculant; et *plus le coccyx reculait, plus aussi se tendaient et résistaient les lèvres de la boutonnière.*

Une fois l'estomac passé, le coccyx revint en place; les deux lèvres de la boutonnière se rapprochèrent au point de ne plus laisser entre elles qu'un écartement de 4 c. à 4 c. 1/2 (de quoi passer deux doigts). Mesurant alors le diamètre antéro-postérieur de cette boutonnière, c'est-à-dire la distance séparant la pointe du coccyx du bord inférieur de la symphyse, nous la trouvâmes égale à 8 c. 1/2.

Nous obtînmes les mêmes résultats en faisant passer par cette boutonnière un ballon bien distendu, du volume d'une tête de fœtus, mais absolument sphérique. Il fallut, pour lui faire franchir la boutonnière en question, exercer une traction très énergique. Le ballon, en passant, prit la forme de la boutonnière distendue, c'est-à-dire que de sphérique, il devint ellipsoïde, s'aplatissant d'un côté à l'autre, s'allongeant dans le sens antéro-postérieur.

Mêmes constatations avec une tête de fœtus, saisie entre les cuillers d'un forceps.

Par quoi était formée cette boutonnière extensible et ovalaire ?

L'examen anatomique nous montra qu'elle était constituée par *les fibres pubo-coccygiennes du muscle releveur de l'anus, par les muscles ischio-coccygiens et par le coccyx mobile* et qu'on pouvait considérer comme une intersection osseuse du muscle releveur.

Voici, en effet, comment est construit le muscle que les anciens anatomistes appellent releveur de l'anus, et auquel Farabeuf, lui rattachant l'ischio-cocygien, a attribué le nom de RELEVEUR COCCY-PÉRINÉAL.

Ce muscle constitue, à proprement parler, le plancher de l'excavation, plancher percé de deux trous, un pour le passage du conduit uro-génital, un pour le passage de l'extrémité inférieure ou anale du rectum. (Voyez planche VIII.)

Véritable diaphragme pelvien, il forme une espèce d'entonnoir dont la partie large s'attache à l'orifice inférieur de l'excavation, et dont le plan rase en avant le dessous de la symphyse, en arrière la pointe du sacrum, sur les côtés le bord inférieur des épines sciatiques. (Planche VIII.)

C'est là qu'à l'état physiologique finit le bassin osseux, par une espèce de cadre immuable, duquel naissent les faisceaux du muscle releveur coccy-périnéal.

De chaque côté en effet, sur la ligne intérieure étendue de l'épine sciatique à la partie basse du pubis, des faisceaux musculaires s'insèrent, qui se portent en ar-

rière et en bas vers le bord du coccyx, la pointe du
coccyx et le raphé périnéal pré-coccygien ou ano-coccygien.

Ces faisceaux du releveur doivent, au point de vue de
leurs insertions, être divisés en plusieurs groupes.

Si nous examinons de profil, et d'arrière en avant
(Planche VIII), nous constatons tout d'abord qu'un certain nombre de fibres, distinctes à peine des autres au
point de vue anatomique, s'insèrent à l'épine sciatique.
Elles forment ce que l'on désignait jusqu'à présent sous
le nom de muscle ischio-coccygien. Nées de la face interne
et des bords de l'épine sciatique, ainsi que du sommet
du petit ligament sacro-sciatique, elles vont en diver-
geant s'attacher à toute l'étendue des bords du coccyx
et un peu aussi à la face antérieure de cet os (C).

Les autres faisceaux (R) du releveur, suivis d'avant en
arrière, s'insèrent en grande partie sur une longue arcade fibreuse qui s'étend de l'épine sciatique vers le
pubis, puis à la partie inférieure du corps du pubis et
à la partie correspondante de sa branche horizontale.

Les faisceaux nés de la bandelette fibreuse de l'apo-
névrose de l'obturateur interne convergent en arrière
vers la pointe et les bords latéraux du coccyx.

Quant aux fibres, de beaucoup les plus solides, qui
naissent du pubis, elles peuvent être divisées en trois
faisceaux :

Les faisceaux pubo-coccygiens, qui vont par deux ten-
dons s'insérer devant la 4° pièce du coccyx;

Les faisceaux pubo-précoccygiens, qui vont s'insérer

à un petit carré fibreux précoccygien qui les rend indissociables ;

Les faisceaux pubo-rétro-anaux, qui s'entre-croisent sur la ligne médiane et sont dissociables (R').

Enfin les fibres les plus superficielles par l'intérieur, celles qui naissent tout à fait en avant, vont comme s'entre-croiser entre la vulve et l'anus.

Il suit de cette description que *la plus grande partie des nombreux faisceaux pubiens convergent vers la pointe du coccyx*, qui se trouve ainsi être le rendez-vous général des 2/3 des faisceaux du releveur de l'anus, *faisceaux coccygiens.*

Ainsi constitué dans son ensemble, abstraction faite de l'orifice anal, le releveur coccy-périnéal ressemble à une carène de navire ouverte à l'avant. (Planche VIII.)

Le bastingage du navire, c'est le contour d'insertion fixe du releveur, c'est-à-dire l'orifice inférieur de l'excavation.

La quille, c'est le coccyx et la ligne médiane périnéale.

Les planches des flancs, ce sont les arceaux du releveur qui, nés du contour de l'orifice inférieur de l'excavation, vont s'attacher à la quille, c'est-à-dire à la ligne médiane ou raphé médian plus ou moins fibreux, dont le coccyx ne serait que l'ossification.

L'ouverture de l'avant c'est le détroit vulvaire.

On peut mieux encore se représenter le releveur périnéal, ainsi que nous l'avons dit déjà, comme un diaphragme ou plancher pelvien musculaire concave en haut, infundibuliforme, ouvert d'une *large fente médiane antérieure* où passent l'urètre, le vagin, le rectum, et *que doit forcer nécessairement et traverser le fœtus avant d'aborder la vulve.*

Cette fente mérite le nom de *pubo-coccygienne* que lui donne Farabeuf, car la majeure partie des faisceaux du muscle releveur se concentrent vers la pointe du coccyx.

C'est cette fente pubo-coccygienne qui doit, dans l'étude du mécanisme de l'expulsion, être considérée comme le DÉTROIT INFÉRIEUR. (Voyez la planche IX.)

Limitée de chaque côté par les faisceaux pubo-coccygiens qui *amarrent* la pointe du coccyx à la symphyse, elle mesure au repos 8 c. 1/2 en moyenne dans son diamètre antéro-postérieur ou coccy-sous-pubien. Ses dimensions transversales sont au contraire très faibles, 4 cent. 1/2.

Nous avons donc là, mais là seulement, à l'état statique, cette prédominance très marquée du diamètre antéro-postérieur, si importante pour les auteurs.

Il suffit de considérer les dimensions de cette boutonnière, lorsque rien ne la sollicite, et de songer à celles qu'elle doit acquérir pour laisser passer la grande circonférence et le grand diamètre d'une tête de fœtus de poids moyen : 10 centimètres 5 et 31,5 (Voyez planche II, figure 2), pour comprendre que là est l'explication de cette rétropulsion si lente et si pénible du coccyx qu'on observe chez les primipares ou chez les multipares ayant des enfants très volumineux.

Distendue au maximum (Voyez planche X), elle peut acquérir plus de 11 centimètres dans le sens antéro-postérieur (1). Elle n'arrive au contraire jamais à acquérir onze dans le diamètre transverse. Il existe, en effet, entre la face inféro-externe des fibres du releveur et la face interne des tubérosités de l'ischion, un coussinet graisseux considérable. Il suffit d'ailleurs qu'elle atteigne transversalement 9 centimètres en moyenne pour laisser passer le diamètre transverse de la tête.

Mais ce ne sont pas là les seules modifications que fasse subir au releveur cocy-périnéal le passage de la tête au niveau de la fente pubo-cocygienne. Il en est d'autres qui se traduisent au dehors par l'allongement du périnée signalé plus haut.

Pour arriver à la détermination de ces modifications, voici à quel procédé nous eûmes recours.

Au mois de décembre 1886, mourait, dans le service de M. Duguet, dont j'étais alors l'interne, une tuberculeuse accouchée la veille à terme, et pour la seconde fois, d'un enfant de 2.800 grammes.

Je pus enlever complètement le bassin, avec tout son contenu et la partie supérieure des cuisses, que j'emportai à l'École Pratique.

Nous fîmes subir à ce bassin la préparation suivante :

Une large incision cruciale ayant été faite sur le fond de l'utérus, et les lèvres en ayant été maintenues distendues à l'aide de fortes pinces, nous introduisîmes par cette ouverture la petite tubérosité d'un estomac d'adulte; par l'orifice cardiaque, à l'aide d'un entonnoir,

(1) Je rappelle que, sur 221 cas, je n'ai pas vu une seule fois le diamètre sous-occipito-frontal atteindre 12 centimètres.

nous versâmes dans l'estomac une injection à la gélatine.

Au fur et à mesure que l'estomac se distendit, il s'abaissa dans le conduit utéro-vaginal, distendit et franchit l'anneau de Bandl, distendit le vagin, fit bomber le périnée et l'étendit comme pendant l'accouchement. Le moule en question ayant bien rempli tout le canal parturient, un poids de 10 kilog. fut appliqué sur le fond de l'utérus, pour maintenir le périnée modérément distendu et l'orifice vulvaire entr'ouvert comme lorsque la tête est à la vulve.

Le lendemain, lorsque la gélatine fut solidifiée, nous disséquâmes le muscle releveur coccy-périnéal, le moule restant en place, et voici ce que nous pûmes constater.

Sous l'influence de la distension produite par le moule, les faisceaux du muscle releveur s'étaient écartés comme s'écartent les arceaux d'une capote de cabriolet, et ils formaient un *entonnoir musculaire* dont l'entrée correspondait au contour d'insertion (orifice inférieur de l'excavation) et dont l'orifice de sortie se trouvait à 3 centimètres en avant de l'anus.

Cet entonnoir musculaire, séché et vu par sa face interne aussitôt après l'enlèvement du moule, présentait les choses (toutes proportions gardées) dans l'état où elles sont figurées dans la planche XI.

Le moule, ayant été enlevé et coupé exactement sur la ligne médiane antérieure, fut aussitôt appliqué sur une feuille de papier, et nous permit d'obtenir la représentation du canal parturient modérément distendu.

Nous fîmes des coupes perpendiculaires à l'axe sur toute la portion du moule située au-dessous de l'orifice inférieur de l'excavation. (Voyez planche XII.)

Et nous obtînmes ainsi la forme et les dimensions du moule :

Au niveau de l'orifice inférieur de l'excavation ;
Au niveau du plan coccy-sous-pubien ;
Au niveau de l'arcade pubienne ;
A 1 c. en avant de l'arcade ;
A 2 c. en avant de l'arcade ;
A l'orifice vulvaire.

Et il ressort manifestement de l'examen de la coupe 3, que le diamètre antéro-postérieur commence à l'emporter notablement, au niveau du plan coccy-pubien, sur le diamètre transverse.

J'entends les diamètres du canal parturient. Car si l'on mesure le détroit inférieur osseux, on trouve 9 c. 5 pour le coccy sous-pubien et 11 pour le transverse qui reste le plus grand.

Au lieu et place du moule supposons la tête fœtale présentant à ce niveau sa circonférence sous occipito-frontale (Voyez planche II, figure 2) ; et nous verrons qu'à l'état dynamique le détroit pubo-coccygien présente une prédominance très marquée de son diamètre antéro-postérieur sur les diamètres transverse et obliques.

CHAPITRE II

Le vrai détroit inférieur du bassin obstétrical est la boutonnière musculaire pubococcygienne du releveur coccy-périnéal.

Ces recherches nous amenaient donc à décrire, au point de vue obstétrical, le bassin avec ses parties molles de la façon suivante (Voyez pl. XV et XVI) :

Nous n'avions plus à nous occuper du détroit inférieur ostéo-ligamenteux tel qu'on l'avait envisagé jusqu'à présent.

Disons d'abord que l'orifice inférieur véritable du bassin osseux, au point de vue obstétrical, c'est l'orifice inférieur de l'excavation, l'ancien détroit moyen des Allemands.

Le plan de ce détroit rase en avant le dessous de la symphyse pubienne, en arrière la pointe du sacrum, sur les côtés le bord inférieur des épines sciatiques. Il est sensiblement immuable comme l'orifice supérieur et présente les diamètres suivants :

Diamètre antéro-postérieur, distance intérieure de la pointe du sacrum au dessous de la symphyse, diamètre sous-sacro-sous-pubien, 11 cent. 1/2.

Diamètres obliques, 11.

Diamètre transverse maximum, en avant des épines sciatiques, 11 cent.

Diamètre transverse au niveau des épines 10 cent.

On voit que le diamètre antéro-postérieur est devenu plus grand ou tout au moins aussi grand que les deux autres ; la prédominance du diamètre antéro-postérieur commence à se préparer.

Arrivons maintenant au détroit inférieur :

« A l'orifice inférieur de l'excavation, ou canal pelvien « osseux, est comme appendu un entonnoir muscu-« laire.

« L'embouchure de cet entonnoir est formée par les « insertions (au cadre osseux de l'orifice inférieur de « l'excavation) du plancher périnéal musculaire, c'est-à-« dire du releveur de l'anus, y compris l'ischio-coccygien.

« Le coccyx en fait partie et, à l'état normal, y joue « le rôle d'un raphé médian d'insertion osseux mais « mobile.

« Les faisceaux du releveur, nés de l'orifice inférieur « de l'excavation, vont, en s'attachant au coccyx et au « raphé périnéal, former un véritable diaphragme ou « plancher pelvien concave en haut, infundibuliforme, « ouvert d'une large fente médiane antérieure où passent « l'urètre, le vagin, le rectum et que doit forcer et tra-« verser le fœtus avant d'aborder la vulve.

« Cette fente peut être appelée pubo-coccygienne, « car la majeure partie des faisceaux du muscle rele-« veur de l'anus se concentrent vers le coccyx.

« Cette fente pubo-coccygienne constitue le détroit

« supérieur du canal mou dilatable, bassin mou de
« Pinard, canal ou infundibulum périnéo-vulvaire, dont
« la vulve forme le détroit inférieur.

« Si nous conservons la nomenclature usuelle, nous
« lui donnerons le nom de détroit inférieur — muscu-
« laire — du bassin obstétrical. »

CONCLUSION

Au point de vue obstétrical le détroit inférieur du bassin est la boutonnière pubo-coccygienne du muscle *Releveur coccy-périnéal*.

PIÈCES JUSTIFICATIVES

Il m'a paru utile pour l'intelligence du chapitre V de cette thèse, de reproduire ici, en forme d'atlas, les principales figures données par les auteurs, comme représentant le canal pelvi-génital au moment de sa plus grande distension, lorsque la tête franchit la vulve.

On pourra mieux juger ainsi de la nécessité qu'il y avait à reprendre l'étude de ce point d'anatomie obstétricale.

Figures 1 et 2

Ce sont les Planches **XVII** et **XIX** des *Observations sur les accouchements traduites de l'anglais de* M. Smellie par M. de Preville (in-8, Paris, 1758, t. IV, pages 34 et 38).

« Ayant remarqué, dit Smellie, que la plupart des planches qui ont paru jusqu'ici, pour représenter les parties qui servent à l'accouchement, étaient défectueuses à bien des égards, j'ai été tenté de faire exécuter les planches suivantes, dans la vue de suppléer aux défauts de celles qui ont été publiées, et en même temps d'éclaircir tout ce que j'ai enseigné et écrit sur cette matière.

« Je laisse aux lecteurs à décider jusqu'à quel point j'y aurai réussi ; qu'il me soit permis de faire observer ici, que la plupart des figures ont été dessinées d'après des sujets préparés exprès, pour démontrer tout ce qui pouvait servir à l'instruction des élèves. J'ai cependant évité toutes les minuties, et tout ce qui m'a paru étranger au dessein que j'avais; mais j'ai fait une attention plus particulière, à fixer la vraie situation des parties, et leurs dimensions respectives, que je ne me suis occupé de la recherche anatomique, fort détaillée, de leur structure. »

Ces Planches XVII et XIX font partie d'une seconde série que Smellie a ajoutée aux 22 Planches qui, primitivement, devaient former son atlas.

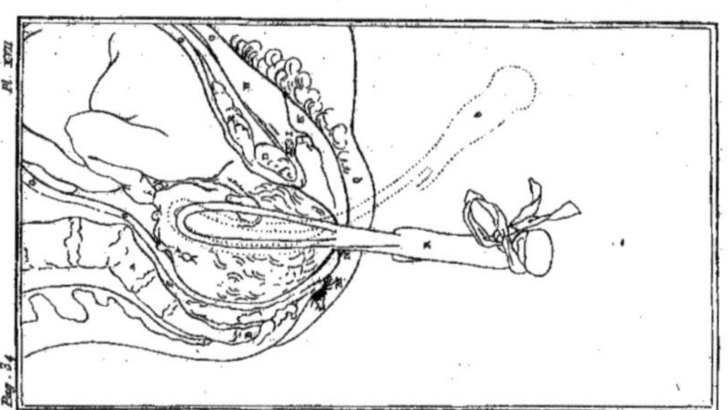

Fig. 1.

« *Le docteur Camper*, *professeur de médecine à Francquer, dans le Friesland, m'a, dit Smellie, beaucoup aidé dans la composition* » des onze planches de cette deuxième série, qui sont de beaucoup les meilleures de l'ouvrage.

« Légende commune aux deux planches.
A.B.C. Les vertèbres des lombes, l'os sacrum et le coccyx.

D. L'os pubis du côté gauche.
E. Une partie de la vessie
F. L'intestin rectum.

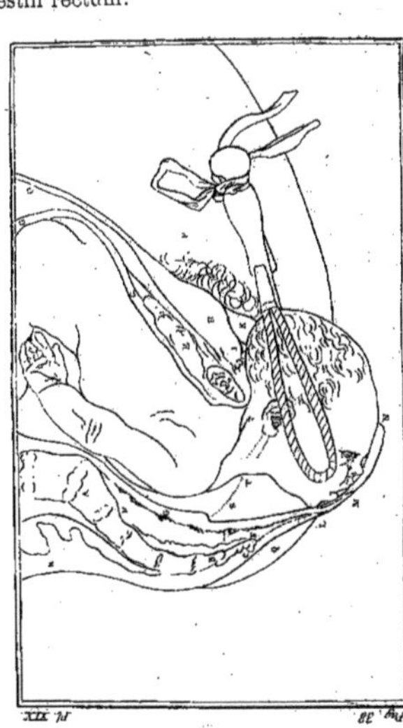

Fig. 2.

GG. La matrice.
P. Le mont de Vénus.
I. Le clitoris avec la nymphe gauche.
X. Le corps caverneux du clitoris.

V. Le conduit de l'urine.

K. La grande lèvre gauche.

L. L'anus.

M.N. Le périnée.

P.Q. La fesse et la cuisse gauche.

R. La peau et la partie musculaire des lombes.

O. Les téguments communs de l'abdomen.

EXPLICATION DE LA XIXe PLANCHE

« La planche XIX est formée par des lignes tracées, pour démontrer que, suivant que les parties extérieures s'étendent et que l'orifice externe se dilate, l'occiput du fœtus descend en tournant demi-circulairement dessous le pubis ; la partie inférieure des os est comme l'axe ou le point d'appui sous lequel la partie postérieure de la tête tourne pendant que le front et la face se relèvent un peu haut, et distendent les parties de plus en plus entre le coccyx et l'orifice externe. C'est ainsi que la nature dilate ces parties pendant le travail ; et comme l'on doit toujours l'imiter, il faut suivre la méthode qu'elle nous indique toutes les fois qu'il est nécessaire d'extraire une tête avec le forceps. »

REMARQUE. — Le périnée est ici figuré à son maximum de distension ; cette distension porte également sur le périnée postérieur et sur le périnée antérieur. Smellie avait bien vu ce point, ainsi que le prouve cette figure et le texte qui accompagne une autre Planche, la XVe, « faite pour démontrer principalement de quelle manière le périnée (vu de face) et les parties extérieures se trouvent étendus par la tête du fœtus, dans une première grossesse, vers la fin du travail.

Le périnée, dans cette figure, a deux pouces d'étendue, ce qui fait le double de sa longueur naturelle : mais quand l'orifice externe est ainsi dilaté par la tête du fœtus, pour permettre l'accouchement, le périnée se trouve généralement étendu jusqu'à la longueur de trois et quelquefois de quatre pouces ; les parties comprises entre l'anus et le coccyx se trouvent de même fort distendues. »

Mais si Smellie a eu une idée nette du canal pelvi-génital à son maximum de développement, il n'a nullement eu la notion des modifications subies par le périnée 1° lors de l'engagement du diamètre sous-occipito-bregmatique dans le détroit coccy-pubien ; 2° lors de la bascule du diamètre sous-occipito-frontal.

C'est ce que démontre la Planche XVIII à laquelle je renvoie le lecteur en le priant de la comparer à la Planche IV de ma thèse ; et la Planche XVII que j'ai fait reproduire ci-dessus.

Cette planche XVII représente « la tête du fœtus tirée en bas par le forceps et tournée pour imiter la progression naturelle occasionnée par les douleurs du travail qui pourraient produire le même effet, sans qu'il fût nécessaire de se servir du forceps. » Les bosses pariétales sont presque à la vulve déjà notablement ouverte, et le périnée n'a encore subi aucune modification.

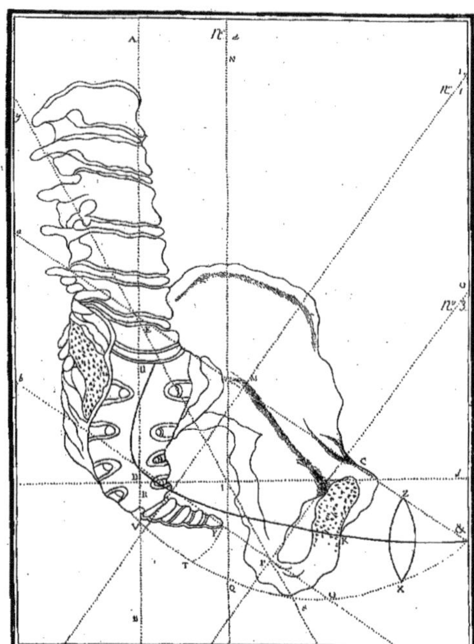

Fig. 3. — Principes fondamentaux du mécanisme de l'accouchement relativement
au vuide du bassin seulement.

La figure 3 ci-contre est la Planche IV (qui est la première de la 2ᵉ édition) de l'*Art des accouchements* de
Levret. 3ᵉ édition, in-8, Paris, 1766.

« Cette planche, qui représente une figure composée des
cinq vertèbres des lombes, de l'os sacrum, du coccyx, d'un
des os innominés, et de plusieurs lignes géométriques, sert
à démontrer les principes fondamentaux du mécanisme de
l'accouchement, relativement au vuide du bassin et à la
vulve seulement. Le volume naturel de chacun des os qui
composent cette figure est réduit à moitié de son volume
naturel. On a soustrait volontairement un des os innominés
à dessein de mieux voir l'intérieur du bassin d'une femme
bien conformée, et le croisement de toutes les lignes
géométriques qui le traversent, afin de rendre la démonstration plus aisée à tous égards.

« Il nous reste à parler de ce qui arrive à la vulve,
lorsque la tête de l'enfant fait effort pour en sortir, surtout
au premier accouchement.

« Avant que la tête de l'enfant soit tombée dans le fond du
bassin, la pointe du coccyx est en F, l'anus entre T et P, et
la fourchette entre K et G.

« Lorsque la tête de l'enfant touche intérieurement aux
tubérosités des os ischyons, la pointe du coccyx s'est portée
en T, l'anus en Q, la fourchette en G.

« Quand la tête de l'enfant tend à forcer la vulve de la
laisser sortir, le périnée s'allonge jusque vers X où se trouve
la fourchette au bout de la courbe ponctuée CG; alors le
méat urinaire est comme en Z; d'où il résulte que si on
abandonne à la nature la sortie de la tête de l'enfant, plus
la tête avance plus le périnée s'allonge, s'élargit et devient
mince. »

17

FIGURES 4 et 5

La figure 4 est la figure 15 du *Traité complet d'accouchements* de Joulin (in-8, Paris, 1867), page 23.

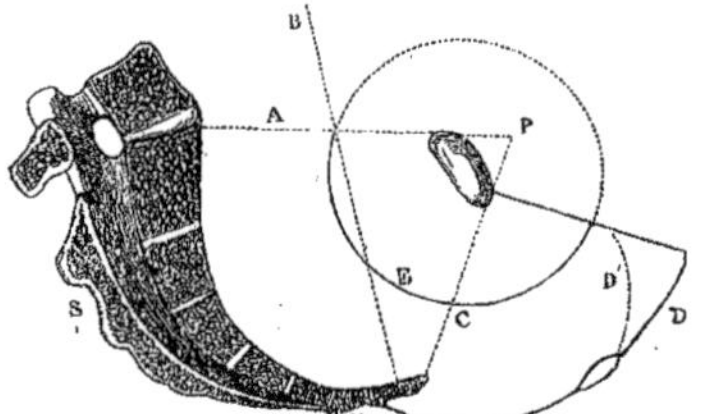

Fig. 4. — Arc de l'excavation. A, plan du détroit supérieur; B, axe de ce détroit; C, plan du détroit inférieur ; E, axe du canal pelvien, cercle de Carus; D, paroi inférieure du canal pelvien lorsque la tête du fœtus a dilaté la vulve; D', avant la dilatation.

REMARQUE. — La distension maxima porte sur le *périnée postérieur*.

La figure 5 est la figure 16 du même auteur. Elle représente le *canal pelvien avec les parties molles.*

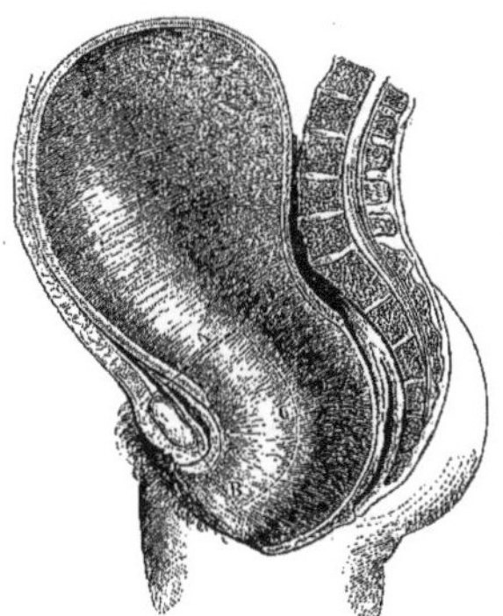

Fig. 5. — A, Plan du détroit supérieur; B, plan pubio-péri-
néal au moment de l'accouchement; C, axe du canal
pelvien.

REMARQUE : La distension porte exclusivement sur le *périnée antérieur.* (La figure 101 du même Joulin montre la tête du fœtus dans le canal pelvien avec les parties molles. Le front a déjà franchi la pointe du coccyx et il n'y a pas encore de distension du périnée.)

Cette figure 5 se trouve également dans l'Atlas complémentaire de Lenoir; dans le traité de Playfair (figure 11, page 19) et dans le traité de Jacquemier.

FIGURES 6 et 7

Ce sont les figures 41 et et 42 du *Manuel d'accou-chements* de C. Schrœder, traduit de l'allemand sur la 4e édition et annoté par A. Charpentier. In-8°, Paris, 1875.

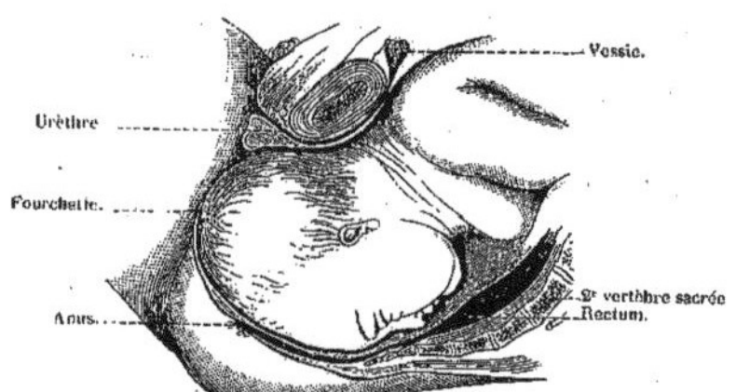

Fig. 6. — Engagement de la tête représenté d'une façon schématique.

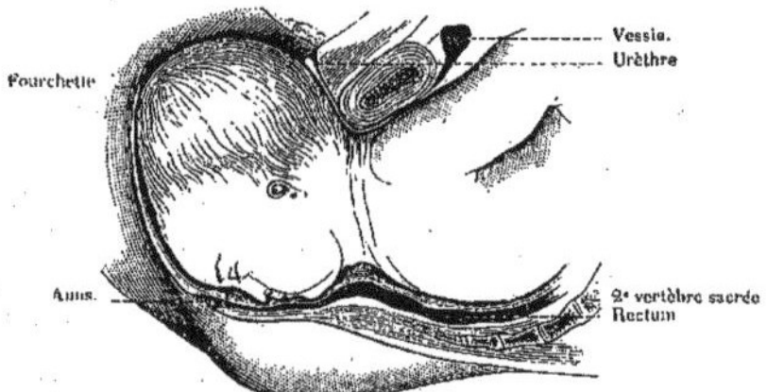

Fig. 7. — Début du dégagement de la tête représenté schématiquement.

Comme si l'auteur ou le traducteur avait voulu corriger ce que ces schémas avaient de bon, il a fait reproduire

à la page 150 (figure 43) une réduction de la Planche 38 de
l'Atlas de F. J, Moreau, planche qui montre très nettement que le périnée n'a encore subi aucune distension
lorsque le front est déjà au-devant de la pointe du coccyx
et le bregma à la commissure postérieure de la vulve !

FIGURE 8

C'est la figure 17 du *Traité théorique et pratique de
l'art des accouchements* de Cazeaux, 9ᵉ édition revue et
annotée par S. Tarnier, in-8°, Paris, 1880. Elle est la
reproduction fidèle de la figure 56 de Paul Dubois.

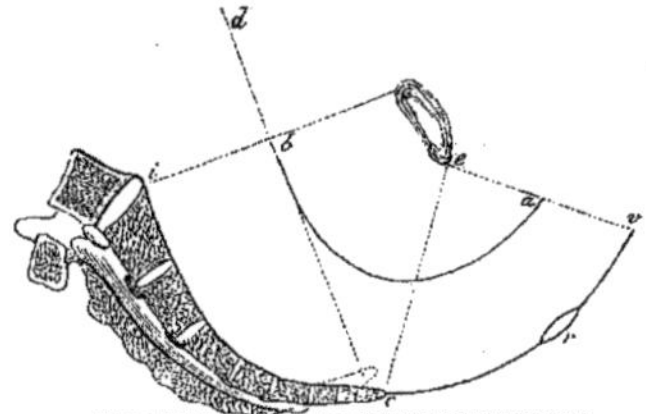

Fig. 8. — Situation du bassin et direction de son axe dans l'attitude
prise par la femme au moment de l'accouchement. C, V, périnée
distendu au moment du passage de la tête; R, ouverture rectale;
E, V, plan terminal du bassin.

« Dans l'état ordinaire, dit Cazeaux, l'étendue du périnée
est de 8 centimètres ; de la pointe du coccyx à l'anus il y a
4 centimètres et demi et de l'anus à la vulve 5 centimètres
et demi ; mais au moment où la tête franchit la vulve, il est
tellement distendu, que l'intervalle qui sépare sa commissure

antérieure du coccyx est de 12 à 15 centimètres. Il est évident dès lors que, sur le bassin revêtu des parties molles, le point terminal du canal pelvien n'est pas à la pointe du coccyx, mais bien à la commissure antérieure du périnée. Celui-ci est si fortement distendu, pendant l'accouchement, qu'il dépasse par son bord antérieur la partie inférieure de la symphyse du pubis : il prolonge donc de beaucoup la paroi postérieure de l'excavation pelvienne, et par conséquent le canal que doit parcourir le fœtus, etc. »

REMARQUE. — La distension maxima porte sur le *périnée postérieur*. La ligne représentant la courbe périnéale est décrite par un rayon inférieur à E C qui doit cependant représenter l'étendue du diamètre sous-occipito-frontal. L'ouverture vulvaire est trop petite puisqu'elle est inférieure à E C et qu'elle devrait lui être égale. En effet, E V représente l'ouverture vulvaire « *au moment du passage de la tête.* »

Figure 9

C'est la figure 115 de Lusk, la figure 254 de Tarnier et Chantreuil (tome I).

Elle représente, d'après Schultze, le mécanisme de l'accouchement dans les variétés occipito-antérieures.

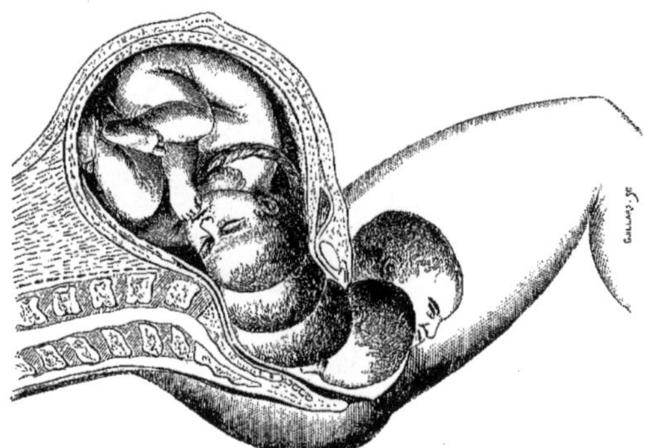

Fig. 9.

REMARQUE. — La distension porte exclusivement sur le périnée antérieur et elle est représentée à son maximum quand le menton se dégage de la commissure postérieure de la vulve !

Figure 10

C'est la figure 109 de *Science et art des accouche-ments* par le Docteur W. Th. Lusk. Trad. franç. de Doleris, Paris, in-8°, 1885.

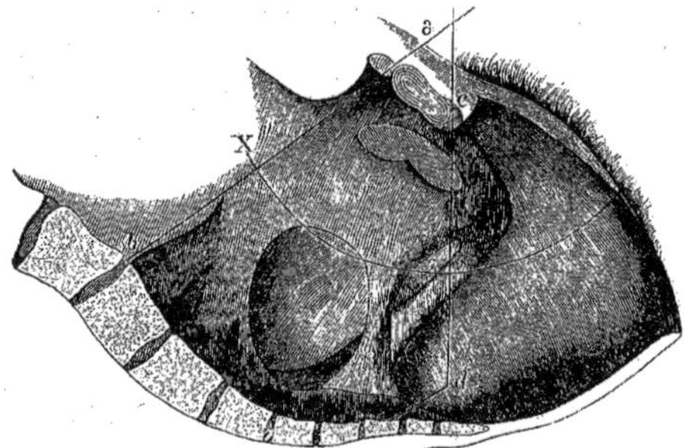

Fig. 10.

Elle représente, d'après Hodge, le « canal de la parturition. » Il m'a été impossible de retrouver cette figure dans l'ouvrage de Hodge que j'ai entre les mains.

Remarque. — L'auteur a bien compris la nécessité de donner au bassin mou et au détroit vulvaire la même ouverture qu'au diamètre coccy-sous-pubien après la rétropulsion du coccyx. Mais la paroi postérieure du bassin mou, sur laquelle l'anus n'est pas figuré, est beaucoup trop courte si on la compare à celle de la paroi postérieure de l'excavation.

Figure 12 du *Traité théorique et clinique d'Obstétrique
médicale et chirurgicale* de Robert et Fancourt Barnes.
Traduction A.-E. Cordes. Paris, in-8, 1886 (page 40).
L'explication de cette figure se trouve à la page 386.

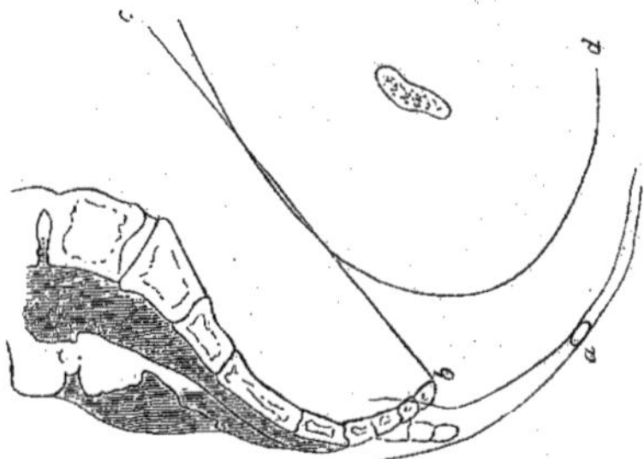

Fig. 11. — Axe du bassin et courbe du canal parturient, tel qu'il est lorsque
le coccyx est rétropulsé et que le plancher pelvien bombe (valve périnéale
de Barnes) dans le dernier temps de l'accouchement.

« Lorsque la tête fœtale a été conduite dans l'excavation
par la valve utérine, elle n'a plus qu'à traverser un second
plan, une seconde valve formée par le périnée ou plancher
du bassin. Ce plan, considéré comme un prolongement de
la courbe sacrée et coccygienne, détermine l'axe de la sortie
du bassin, que doit suivre la tête. Les efforts expulsifs con-
tinuant à presser sur la colonne du fœtus, la tête s'étend et
se dirige sous la symphyse, en suivant la courbe de Carus

18

Ainsi la valve utérine conduit la tête dans l'excavation ; la valve périnale la conduit hors du bassin dans l'axe de la sortie.

« Lorsque la tête arrive sur le plancher, elle agrandit l'orifice de sortie d'abord en repoussant le coccyx en arrière, puis en distendant les parties molles qui forment le prolongement du canal pelvien, et le transforme en un canal que parcourt la tête. Tous les tissus qui forment le plancher pelvien sont tiraillés, la cloison recto-vaginale est repoussée contre le rectum qui s'aplatit ; l'anus, souvent entouré d'un bourrelet d'hémorroïdes, est largement ouvert, la muqueuse de la paroi antérieure du rectum est à découvert. Lorsque la tête fait bomber le périnée, l'anus est souvent si largement béant, et les tissus sont tellement amincis, que le doigt peut aisément entrer dans le rectum en le prenant pour le vagin (!) Parfois le rebord de l'anus éclate sous la traction ; il en résulte des fissures douloureuses.

« Lorsque l'action expulsive se suspend, la tête, qui a paru entre les lèvres vulvaires, se retire et le périnée se relâche. Ce retrait de la tête est souvent attribué à l'élasticité des parties molles extérieures, qui repousserait l'enfant dans l'abdomen. Sa vraie cause se trouve dans le relâchement de l'utérus et des muscles abdominaux, l'action de la pression atmosphérique et l'aspiration de l'abdomen.

« Lorsque l'utérus et les muscles abdominaux se contractent de nouveau, l'utérus et le fœtus sont de nouveau poussés contre le périnée, tant qu'à la fin la tête sort ; la valve périnéale se retire en arrière en glissant sur la face. Chez les primipares, le bord antérieur du périnée, la fourchette, est presque invariablement déchiré. »

REMARQUE. — Les mensurations des différents diamètres de cette figure sont les suivantes :

Promonto-pubien	33	millimètres
Coccy-pubien avant rétropulsion.	35	—
Coccy-pubien après rétropulsion.	41	—
Détroit vulvaire	26	—

La figure 63 du même auteur (page 387) montre cette valve périnéale dans ses rapports avec la tête fœtale dont la rotation est faite et dont le diamètre sous-occipito-bregmatique s'engage dans le diamètre coccy-sous-pubien. Le périnée postérieur n'a subi aucun allongement et le périnée antérieur commence à se tendre.

Comme conclusion de cette revue (que j'aurais pu faire plus longue si je n'avais tenu à ne reproduire ici que les représentations les moins inexactes du canal pelvi-génital à son maximum de développement), je ne saurais mieux faire que de répéter ce qu'écrivait en 1821 madame Lachapelle : « Les planches de Smellie sont à peu près les seules bonnes que je connaisse en fait d'accouchement. »

En effet, ces planches, et principalement la XIXe, sont celles qui se rapprochent le plus de ce que nous avons pu voir au cours de nos recherches. Or elles n'ont jamais été reproduites. Si l'on tient compte de la tendance qu'a l'iconographie obstétricale à se répéter, on est bien forcé de conclure (et c'est là que j'en voulais venir) que, depuis Smellie, les auteurs se sont fait du canal pelvi-génital, pendant l'expulsion de la tête fœtale, une idée différente de celle que s'en faisait l'accoucheur anglais en 1752.

PLANCHE I

PLANCHE I

Graphique des trois premiers temps de la période d'expulsion.
(Observation 1.)
Coccy-sous-pubien, 9 centim.
Sous-sacro-sous-pubien, 11 centim. 1/2.
La dilatation est complète à 2 heures du soir.
Contour pointillé : Rapports de la tête et du diamètre coccy-sous-
pubien à 2 h. 50. — Rotation faite. Engagement du diamètre
sous-occipito-bregmatique. Le coccyx a dû déjà être rétropulsé de
C en *C'*.
Contour plein : Rapports de la tête et du diamètre coccy-sous-
pubien, à 3 h. 27.
Le diamètre sous-occipito-frontal a, après avoir rétropulsé le coccyx
de *C'* en *C"*, franchi le diamètre coccy-sous-pubien. Le crâne est
« hors des os, » dans le *bassin mou* (Pinard).
La tête ne rentre plus. Le périnée mesure de la pointe du coccyx à
la commissure postérieure de la vulve : 14 centimètres.
S O : point sous-occipital.
B : bregma. — **f** : fontanelle postérieure. — **pp** : périnée postérieur,
6 c. 5 — **a a'** : anus, 1 c. 5 — **a'cp** : périnée antérieur 6 c. — **cp** :
commissure postérieure de la vulve. — **ca** : commissure antérieure, clitoridienne. — **S O** à **ca** : paroi antérieure du bassin
mou.
Contour interrompu, trait et pointillé : Rapports de la tête et du
diamètre coccy-sous-pubien, à 3 h. 30.
Le menton a franchi le coccyx qui revient en **C**. Toute la tête est
hors des os. Le diamètre sous-occipito-bregmatique arrive au
détroit vulvaire. Le périnée postérieur n'est plus aussi tendu ;
c'est maintenant le tour du périnée antérieur à s'allonger et à se
tendre transversalement.
La commissure postérieure de la vulve a été repoussée de **cp** en
c'p' pour permettre le passage des bosses pariétales et l'engagement de la circonférence sous-occipito-bregmatique au détroit
vulvaire.
B' : bregma — **f'** : fontanelle postérieure.
3 h. 35. La tête a été laissée tout entière à découvert par le périnée
qui s'est retiré d'elle, **c'p'** ayant assez prêté pour laisser passer le
diamètre sous-occipito-frontal.

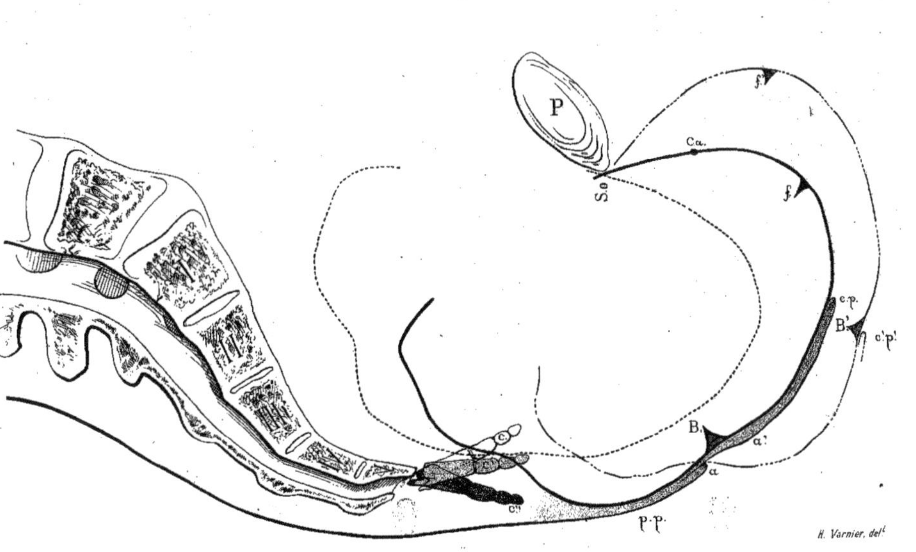

Planche I.
P
f'
Ca.
f
S.o
c.p.
B'
c'p'
B.
a'
a
c.
c''
P.P.
H. Varnier, del.

PLANCHE II

PLANCHE II

Figure 1. — Contour de la tête du fœtus de l'observation 1, pris avec une lame de plomb; il montre les diamètres *sous-occipito-frontal, sous-occipito-bregmatique et sous-occipito-nasal.*

    SO : point sous-occipital.
    f : fontanelle postérieure.
    F : saillie du front.
    n : encoche nasale.

Si l'on suppose que la ligne **SOB** figure un ruban entourant la circonférence sous-occipito-bregmatique, on voit que, pour passer par-dessus la circonférence sous-occipito-frontale, il devra, son point **SO** étant arrêté par la nuque, prêter 1 centimètre 2 millimètres de **SO** en **F**.

Moins ce ruban sera élastique, plus il faudra de temps pour obtenir l'extension nécessaire.

A la première expérience, il passera difficilement de **SOB** en **SON** par-dessus **SOF**; à la seconde, il passera déjà plus aisément, et à la troisième ou quatrième, il passera presque sans résistance.

Lorsque ce ruban aura, lors de la première expérience, passé par-dessus **SOF**, il viendra s'arrêter nécessairement en **SON**, perdant dans le diamètre maximum de son ouverture 1 centimètre et deux millimètres. Supposons qu'on veuille ramener **SON** en **SOB**, il faudra déployer une force presque aussi considérable qu'à l'aller pour lui faire repasser la saillie du front.

Cette figure ne montre que les modifications subies, par le ruban, suivant les diamètres maxima, antéro-postérieurs, des circonférences **SOB** et **SOF**.

Voyez, pour les modifications dans les diamètres transverses et la circonférence, la figure 2.

Figure 2. — Les circonférences sous-occipito-bregmatique et sous-occipito-frontale; coupes, après congélation, d'une tête de fœtus de 3500, mort-né.

La ligne maigre est le contour de la circonférence sous-occipito-bregmatique.

La ligne grasse est le contour de la circonférence sous-occipito-frontale.

Supposons que la ligne maigre figure notre ruban élastique de tout à l'heure et voyons que, pour passer par-dessus la circonférence sous-occipito-frontale, il pourra perdre quelques millimètres (3) d'un côté à l'autre, mais devra gagner 9 millimètres d'avant en arrière.

La circonférence sous-occipito-bregmatique mesure : **30,7**
        Diamètre **SOB** : **10,6** — transverse, **9**
La circonférence sous-occipito-frontale mesure : **31,7**
        Diamètre **SOF** : **11,4** — transverse, **8,5**

Lorsque les deux circonférences sont égales ou presque, ce qui arrive dans un certain nombre de cas, le ruban élastique **SOB** pourra, sans distension plus grande, passer par-dessus **SOF**.

Figure 1.

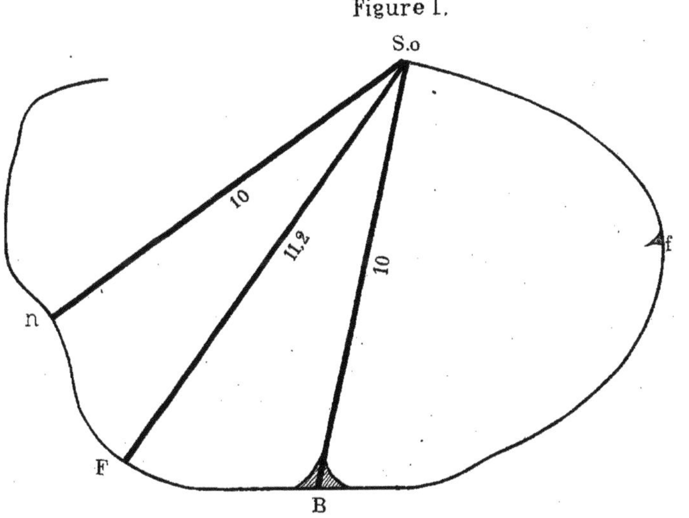

Figure 2.

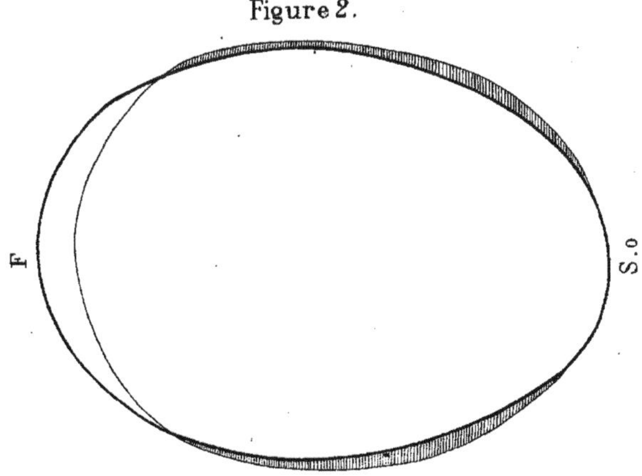

PLANCHE III

19

PLANCHE III

Coupe médiane du canal pelvi-génital en position obstétricale.

Après sa rotation, le sommet a forcé le détroit pubo-coccygien où la
circonférence **SOB** se trouve engagée. La tête, encore fléchie, est
en position occipito-pubienne. Pour permettre l'engagement de
SOB, le coccyx a dû déjà se laisser rétropulser. Le périnée postérieur ou ano-coccygien a, jusqu'à présent, subi le principal effort
de la tête.

SO, la nuque, est au niveau du bord inférieur de la symphyse
et va servir de centre immobile au mouvement de bascule du diamètre sous-occipito-frontal.

Pour le passage du front, le coccyx doit, en moyenne, se laisser
rétropulser encore :

de	9c.37	à 10c.21	soit	8 mill.	pour enfants de	2.000 à 3.000
	9 57	à 10 59	soit	1c.02	—	3.000 à 3.500
	9 87	à 10 96	soit	1 09	—	3.500 à 4.000
	10 18	à 11 20	soit	1 11	—	4.000 à 5.000

Remarques. — 1º Le périnée est élastique et contractile ; rien ne l'empêche, à cette période, de faire remonter **B** devant le coccyx et
l'extrémité inférieure du sacrum, lorsqu'ont cessé la contraction et
l'effort qui l'ont poussé en bas. En effet, tous les diamètres et
toutes les circonférences du sommet situés en avant de **SOB** sont
égaux ou inférieurs au diamètre et à la circonférence sous-occi-
pito-bregmatiques.

2º C'est dans cette attitude, le front étant encore au-dessus du
détroit pubo-coccygien, qu'on saisit la tête dans les applications de
forceps, directes, dites à la vulve.

Planche 3.

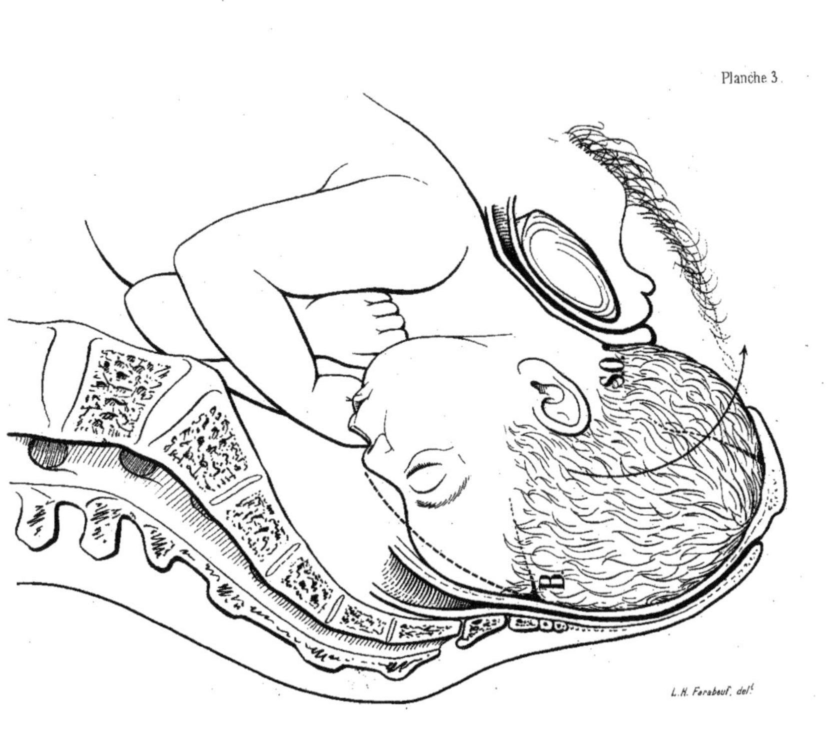

L.H. Farabœuf, del.

PLANCHE IV

PLANCHE IV

Le front a doublé le cap coccygien ; le crâne est tout entier logé dans le bassin mou. La tête ne rentre plus sous l'influence de la réaction périnéale, car le diamètre **S. O. F.** maintenant passé est supérieur au sous-occipito-nasal en rapport avec le coccy-sous-pubien.

La période mal nommée de désespoir est finie ; la résistance du détroit vulvaire commence. Les bosses pariétales le sollicitent. Le périnée postérieur est toujours tendu, car il est laminé par le front ; l'anus est largement ouvert ; le périnée antérieur allongé et tendu à son tour. Il va se tendre de plus en plus sans s'allonger beaucoup dans les cas ordinaires, à mesure que, la déflexion s'achevant qui amènera le bregma à la commissure postérieure de la vulve, il sera en rapport plus immédiat avec le front.

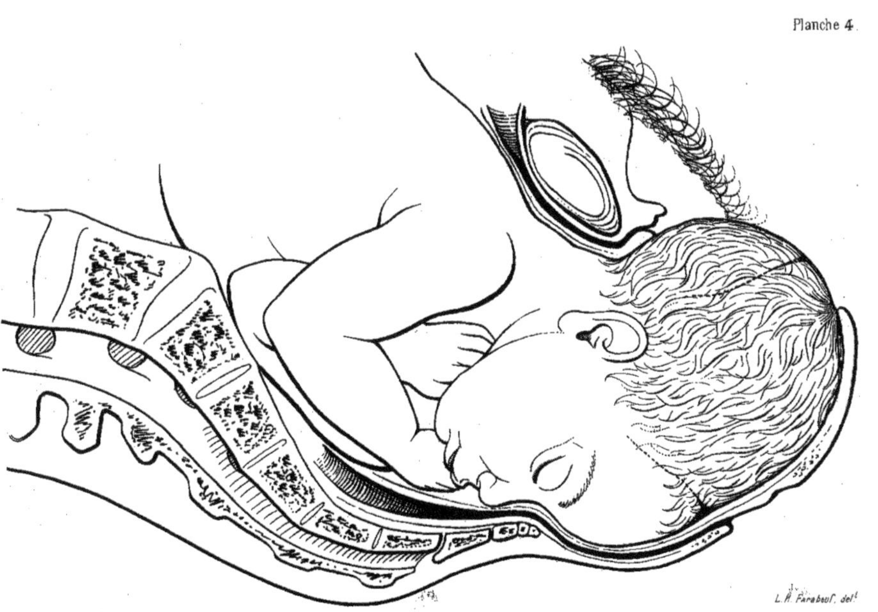

Planche **4**.

L. H. Farabeuf. del.

PLANCHE V

— 150 —

PLANCHE V

Elle représente le tracé calqué *ad naturam* par M. Champetier de
Ribes, alors interne à la Maternité, d'une coupe médiane antéro-
postérieure du canal parturient, faite, après congélation, sur une
femme morte pendant la période d'expulsion. Ce tracé m'a été
prêté par M. Champetier de Ribes, et M. le professeur Tarnier a
bien voulu m'autoriser à le reproduire ici.

Cette coupe montre le fœtus et le canal parturient dans l'état où les
figure la planche IV.

Le diamètre sous-occipito-frontal a franchi le diamètre coccy-sous-
pubien. La paroi postéro-inférieure du bassin mou mesure 15 centimètres 1/2.

Le périnée postérieur (en rapport avec le front) est très distendu :
7 centimètres 5.

L'anus est plus ouvert qu'il ne l'est ordinairement à cette période ;
il mesure 4 centimètres; par contre le périnée antérieur est moins
distendu qu'à l'ordinaire. Il y a compensation.

La paroi antérieure du bassin mou mesure 3 c. 1/2 de la commissure antérieure de la vulve au bord de la symphyse.

Diamètre antéro-postérieur du détroit vulvaire 7 c. 1/2.

Je ferai remarquer que la tête a été surprise *à la période où elle ne
rentrait plus dans l'intervalle des contractions.*

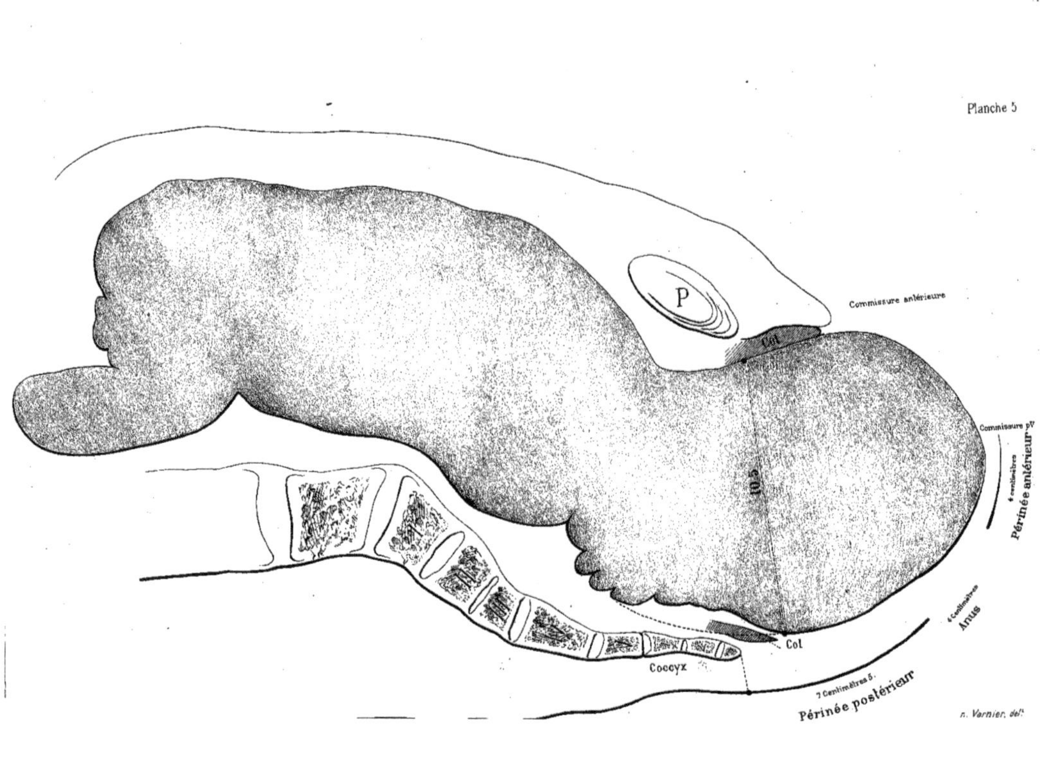
P
Commissure antérieure
Commissure pV
4 centimètres
Périnée antérieur
Col
Coccyx
Col
4 Centimètres
Anus
7 Centimètres 5.
Périnée postérieur
n. Varnier, del.

PLANCHE VI

PLANCHE VI (1)

Quelques contractions ont suffi à triompher de la résistance opposée à l'achèvement de la déflexion par le détroit vulvaire.

Les bosses pariétales passent ou vont passer.

Le bregma est au niveau de la commissure postérieure de la vulve, le menton en avant ou au niveau du coccyx.

La tête, tout entière sortie du détroit pubo-coccygien, va, par suite de la réaction et de la rétraction de la sangle périnéale, être portée en déflexion forcée, brusquement, au premier effort, et au grand détriment de la fourchette et du périnée antérieur, si l'on n'arrête pas de force la progression de la tête, pour attendre ou solliciter le retrait du détroit vulvaire en arrière de la circonférence sous-occipito-frontale.

Si, après l'issue des bosses pariétales, *on arrête la progression de la tête*, le périnée se *raccourcit librement* par rapprochement de la fourchette vers la pointe coccygienne jusqu'à ce que, le bregma étant dégagé par le retrait périnéal, la saillie frontale entrave un instant ce retrait. Alors ce que le périnée a repris en diminuant sa longueur il peut le donner en augmentant sa largeur au point de passer facilement la saillie frontale.

Si au contraire on laisse la tête progresser plus vite que le périnée ne se retire, celui-ci est distendu par le front avant d'avoir pu reprendre de l'étoffe en se raccourcissant.

La comparaison suivante permettra de bien saisir ce mécanisme.

Le périnée est comme une peau élastique tendue sur un liége *en long* et *en large* par des épingles; ôtez les épingles qui tendent en large et vous verrez que la peau cesse d'être tendue en long, qu'elle est relâchée. Distendez-la en long seulement au maximum; puis avisez-vous alors de la distendre en large, et vous verrez les épingles premières (distendant en long) s'incliner et s'arracher.

---

(1) Cette planche, comme la IIIᵉ et la IVᵉ, a été dessinée par M. Farabeuf.

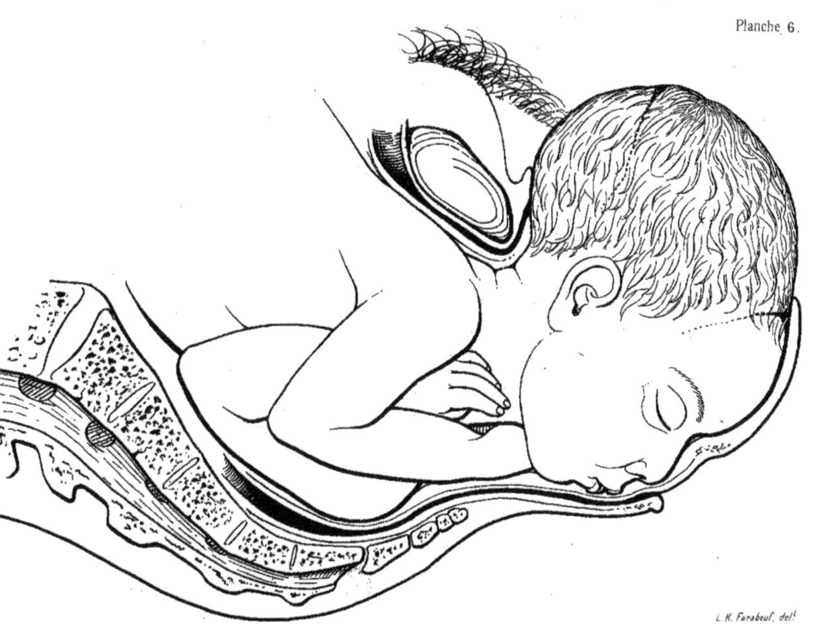
Planche 6.
L. H. Farabeuf, del.

PLANCHE VII

20

PLANCHE VII

Cette planche représente le tracé, calqué *ad naturam*, d'une coupe
faite après congélation, sur le cadavre d'une femme, non gravide
et non puerpérale, après application de forceps expérimentale
ayant amené la tête d'un fœtus de 3500 presque tout entière dans
le bassin mou.
Le front est arrivé au droit de l'anus et vient de rétropulser le coccyx
et de tendre au maximum le périnée postérieur. Le périnée antérieur et la vulve arrêtent la progression de la tête, et commencent
à se déchirer, car nous opérons sur une femme non puerpérale.
REMARQUE. — Cette figure montre bien que la tête sort dans une direction perpendiculaire à la ligne de descente (axe du détroit supérieur). (Fabbri, Pinard.)
La flèche pointillée, perpendiculaire au plan du détroit vulvaire, indique le sens dans lequel il faut tirer pour entraîner la tête.
C'est ce qu'on fait très bien avec le forceps Tarnier.

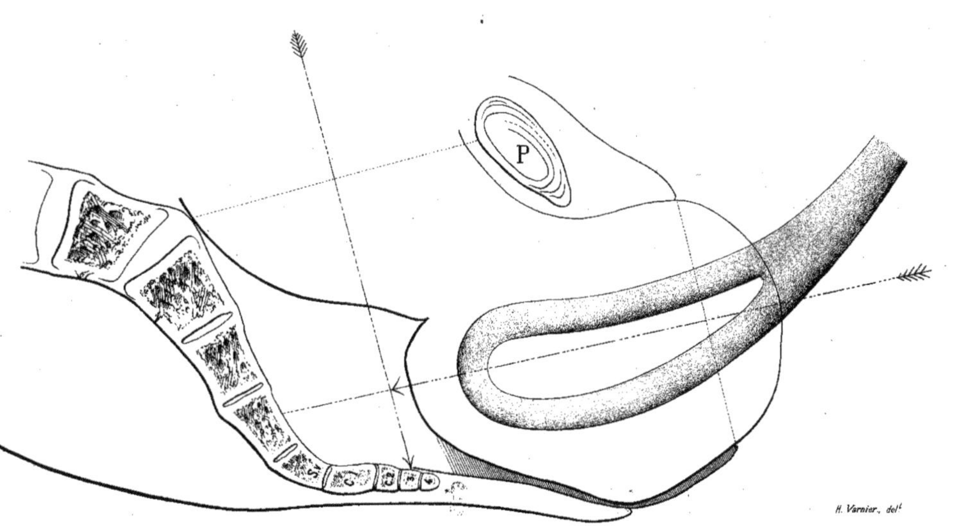

H. Varnier., del.

PLANCHE VIII

PLANCHE VIII

Coupe médiane du canal pelvi-génital, femme en position obsté-
tricale. *(Farabeuf.)*
La partie molle du canal pelvi-génital est figurée : 1° au repos,
courte et étroite; 2° pendant l'expulsion, longue et dilatée.
C, R, R', les divers faisceaux du muscle releveur coccy-périnéal.
C, portion ischio-coccygienne.
R, principaux faisceaux convergeant vers la pointe du coccyx.
R' autres faisceaux aboutissant près de l'anus.
Le muscle releveur coccy-périnéal est ici un schéma qui synthétise
toutes les résistances périnéales.

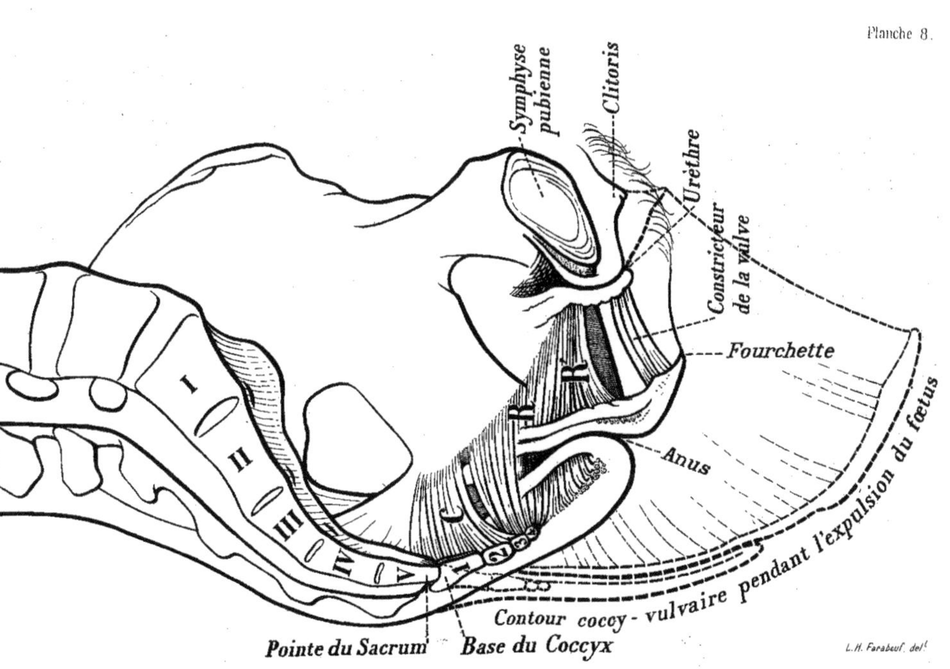
Symphyse pubienne
Clitoris
Urèthre
Constricteur de la vulve
Fourchette
Anus
Contour coccy-vulvaire pendant l'expulsion du fœtus
Pointe du Sacrum
Base du Coccyx
L.H. Farabeuf. del.

PLANCHE IX

— 158 —

Bassin de femme couchée sur le dos : vue périnéale de l'ensemble d'un muscle releveur coccy-périnéal schématique. *(Farabeuf.)*
Les faisceaux antérieurs, les moins résistants, ont été désinsérés et écartés pour montrer la forme et l'étendue du puissant orifice musculaire pubo-coccygien, au moment où le pôle fœtal commence à le solliciter, c'est-à-dire avant la rétropulsion du coccyx. Il a déjà perdu sa forme de fente antéro-postérieure pour devenir elliptique.

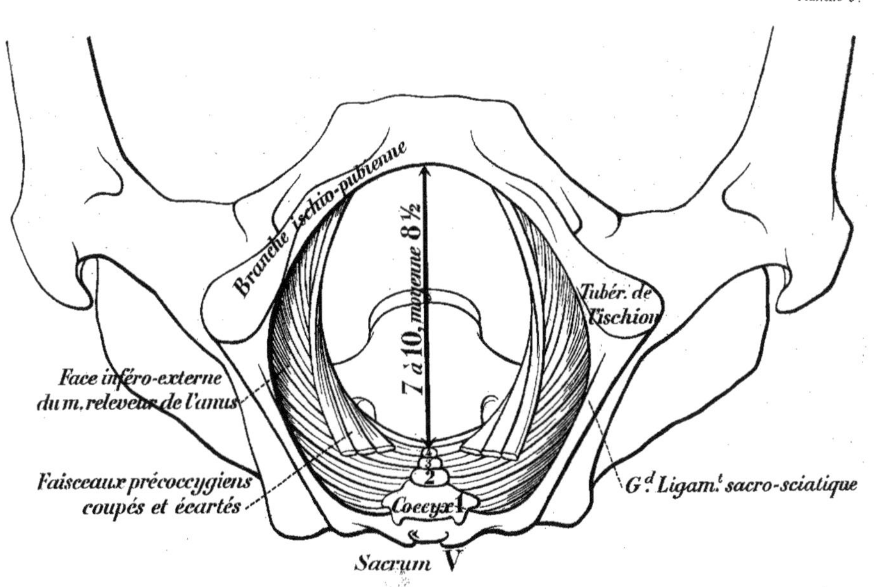

L.H. Farabœuf. del.t

PLANCHE X

PLANCHE X

Le détroit inférieur musculaire dilaté. *(Farabeuf.)*
Le diamètre coccy-pubien prédominant peut dépasser 11 centimètres;
le diamètre oblique atteint ce chiffre; le transverse reste au-dessous
de 11. (Voyez les mensurations des diamètres bi-pariétal et bi-tem-
poral et la figure 2 de la planche II qui représente la forme et les
dimensions de la circonférence sous-occipito-frontale que doit laisser passer le détroit musculaire. Découpez et superposez.)

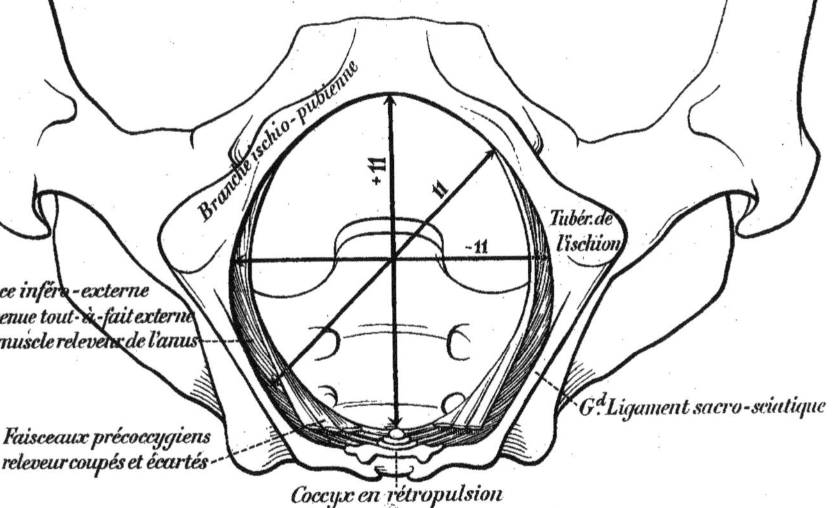

Branche ischio-pubienne
+11
11
-11
Tubér. de l'ischion
Face inféro-externe
venue tout-à-fait externe
muscle releveur de l'anus
G.d Ligament sacro-sciatique
Faisceaux précoccygiens
du releveur coupés et écartés
Coccyx en rétropulsion

PLANCHE XI

21

PLANCHE XI

Coupe médiane d'un moule à la gélatine du canal parturient modérément distendu, chez une femme morte 24 heures après l'accouchement.

Il est à remarquer que la portion du moule comprise au-dessus du
plan coccy-sous-pubien donne la forme et les dimensions du canal
pelvi-génital modifié par la présence en avant de la vessie, en arrière et en bas de l'ampoule rectale distendue. (Le sous-sacro-sous-
pubien mesurait 11 c. 1/2.)

A partir du plan coccy-sous-pubien, le moule s'adapte exactement
partout à la filière des parties molles.

Le diamètre coccy-sous-pubien déjà agrandi mesure 9 c.

Périnée post. de la pointe du coccyx à l'anus, 5 c.

De l'anus à la commissure postérieure de la vulve, périnée antérieur 3 c.

Paroi antérieure du bassin mou 3 c. 1/2.

L'étranglement qu'on observe sur le moule au niveau du détroit
supérieur est dû à la constriction exercée par l'anneau de Bandl.

Bord supérieur
de la Symphyse pubienne
Bord inférieur
de la Symphyse
Commissure
antérieure de la
Vulve
Empreinte du promontoire
Renflement sacré
Empreinte de l'épine
sciatique.
Pointe du sacrum
Pointe du coccyx.
Anus
Commissure postérieure
de la Vulve

PLANCHE XII

PLANCHE XII

Cette planche est destinée à indiquer la direction des coupes pratiquées sur le moule précédent.

1º Coupe de l'excavation, de la symphyse à 4 c. 1/2 au-dessous du
promontoire.

2º Coupe au niveau du plan sous-sacro-sous-pubien (modifiée en
arrière par la distension du rectum).

3º Coupe au niveau du plan coccy-sous-pubien (détroit inférieur
musculaire).

4º, 5º, 6º, 7º. Coupes du bassin mou.

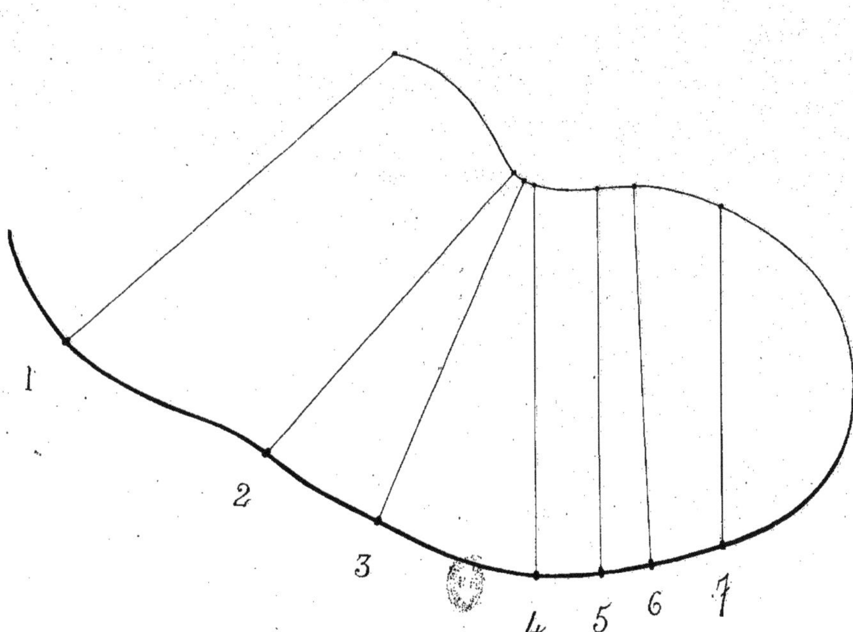

Planche 12.

H. Varnier, del.

PLANCHE XIII

PLANCHE XIII

Explication des coupes pratiquées sur le moule précédent.

Coupe 3

Au niveau de la boutonnière pubo-coccygienne déjà distendue.

        Diamètre coccy-sous-pubien : 8 c. 8.
        Diamètre transverse........ 8   4.
        Circonférence.............. 27   55.

Remarquez que pour laisser passer la tête d'un fœtus pesant de 3.000 à 3.500, la boutonnière doit gagner seulement de 5 à 10 millimètres dans son diamètre transversal, 20 millimètres dans son diamètre antéro-postérieur et 3 centimètres 9 dans sa circonférence.

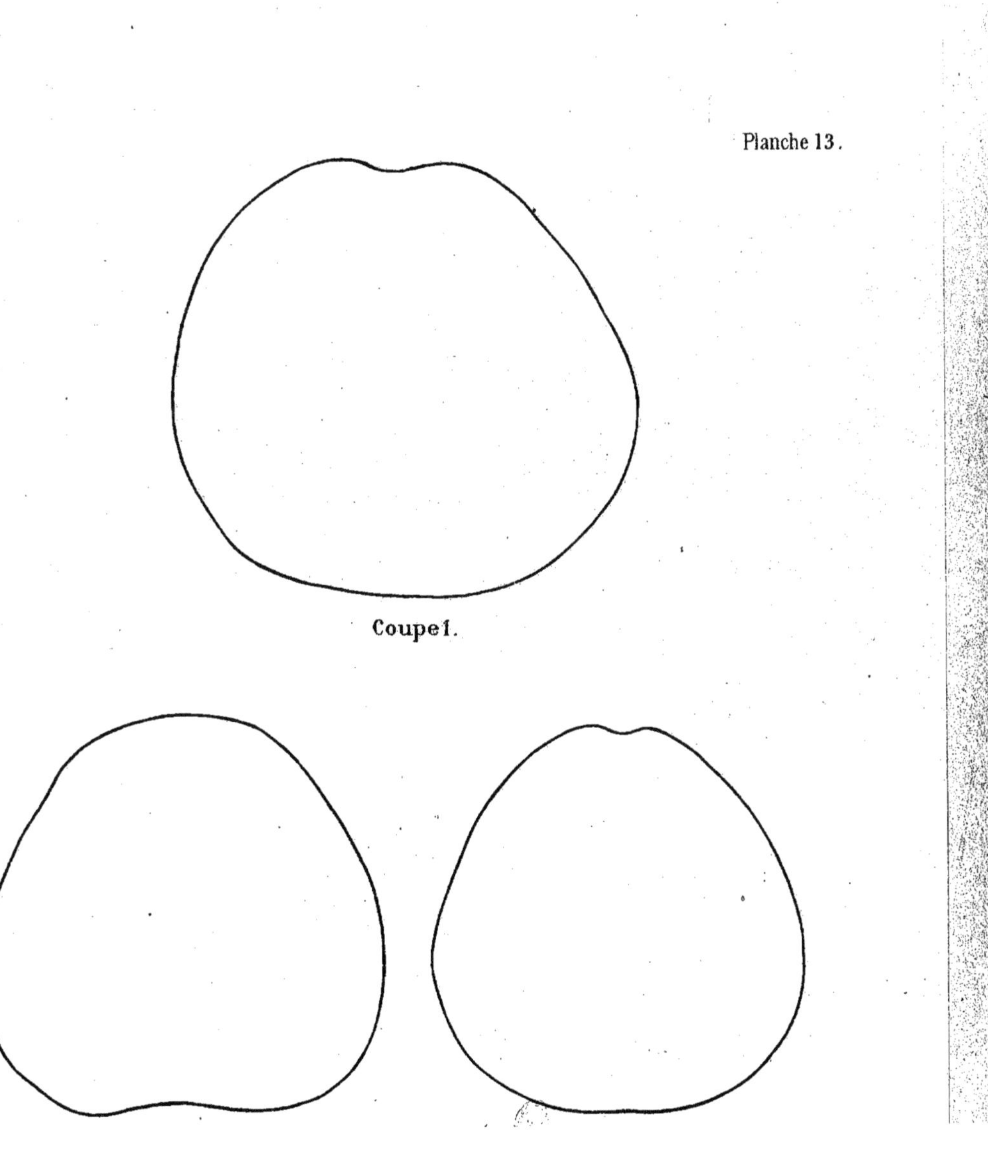

Planche 13.
Coupe 1.

PLANCHE XIV

PLANCHE XIV

Coupe 4

Diamètre antéro-postérieur......	9 c.	8
— transverse......... ...	7	7
Circonférence...................	27	»

Coupe 5

Diamètre antéro-postérieur......	9 c.	3
— transverse...........	7	7
Circonférence....	27	6

Coupe 6

Diamètre antéro-postérieur......	9 c.	»
— transverse...........	7	8
Circonférence..................	26	9

Coupe 7

Diamètre antéro-postérieur.....	8 c.	3
— transverse..........	7	1
Circonférence.................	24	4

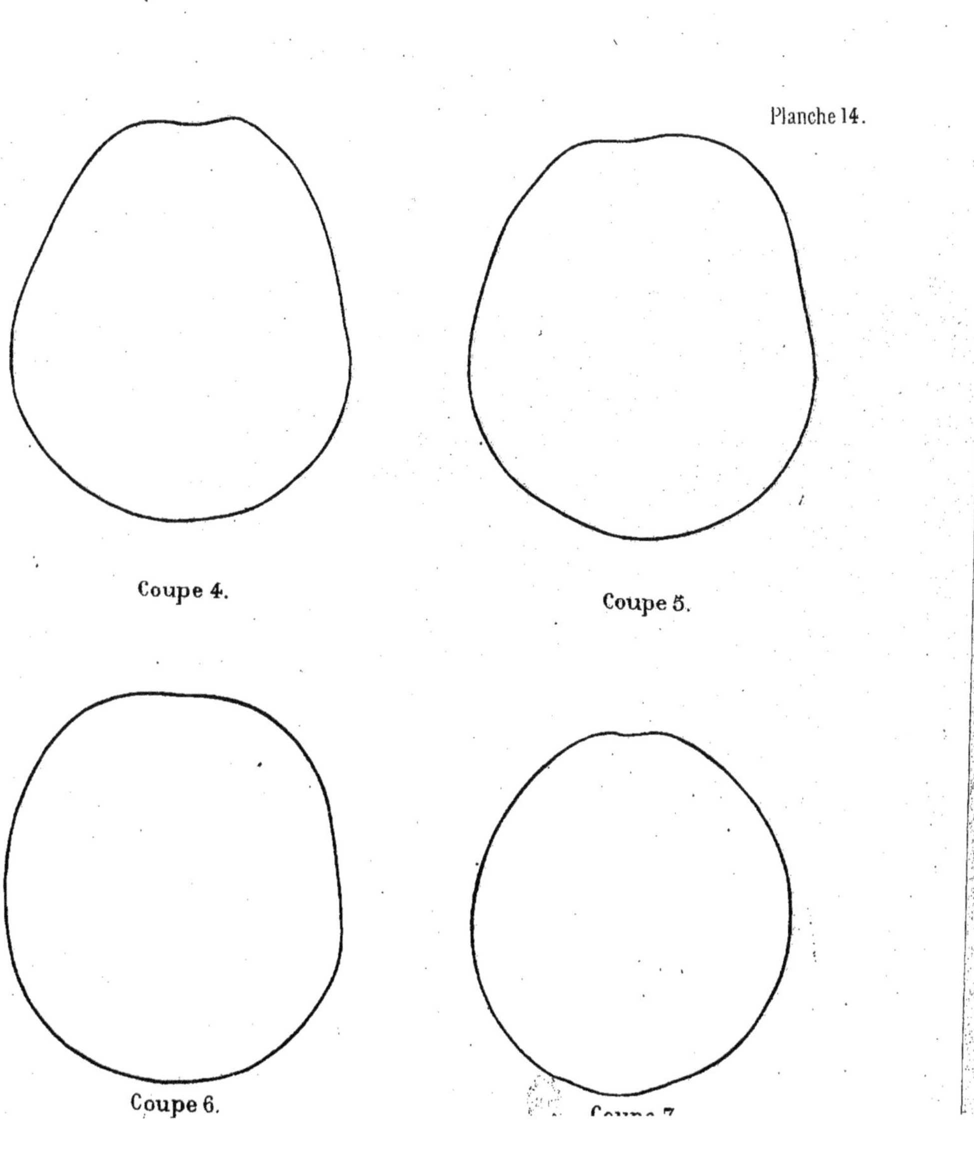

Planche 14.
Coupe 4.
Coupe 5.
Coupe 6.
Coupe 7.

PLANCHE XV

22

PLANCHE XV

Coupe médiane du canal pelvi-génital, femme en positon obstétricale. *(Farabeuf.)*

La partie molle, *filière périnéo-vulvaire, bassin mou* de Pinard, est représentée avec tout le développement qu'elle acquiert en longueur et en largeur pendant le passage du fœtus. On y voit les arceaux musculaires du *releveur coccy-périnéal* :

C, ischio-coccygien.

R, principaux faisceaux du releveur rassemblés vers la pointe du coccyx.

R'R', autres faisceaux du releveur dissociés par suite de l'élongation de leur ligne d'insertion périnéale, comme leurs analogues du constricteur de la vulve.

C'est à l'élongation de cette sorte de soufflet, au moment de l'effort expulsif, et à sa rétraction lorsque l'effort est passé, que sont dus les mouvements alternatifs de va-et-vient de la tête, jusqu'au moment où la grande circonférence a franchi la boutonnière pubo-coccygienne.

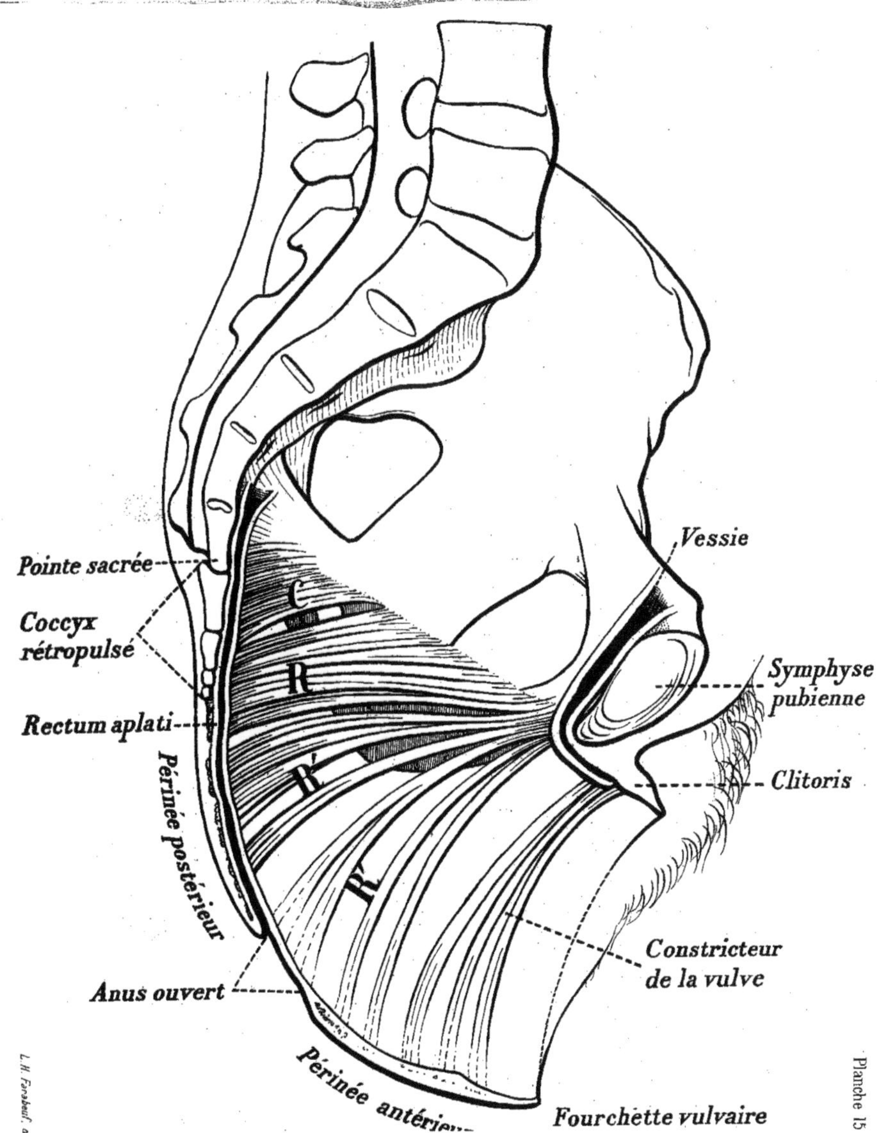

Vessie
Symphyse pubienne
Clitoris
Constricteur de la vulve
Fourchette vulvaire
Pointe sacrée
Coccyx rétropulsé
Rectum aplati
Périnée postérieur
Anus ouvert
Périnée antérieur
C
R
R'
R''
L.H. Farabeuf. a
Planche 15

PLANCHE XVI.

PLANCHE XVI

C'est la précédente sur laquelle les axes des divers détroits sont
indiqués par les flèches perpendiculaires au milieu des plans de
ces détroits. (*Farabœuf.*)

Les flèches indiquent le sens dans lequel doivent être faites les tractions pour faire traverser à la tête, à l'aide du forceps, le détroit inférieur musculaire, le canal membraneux et le détroit vulvaire
(au moment où passe la circonférence sous-occipito-frontale).

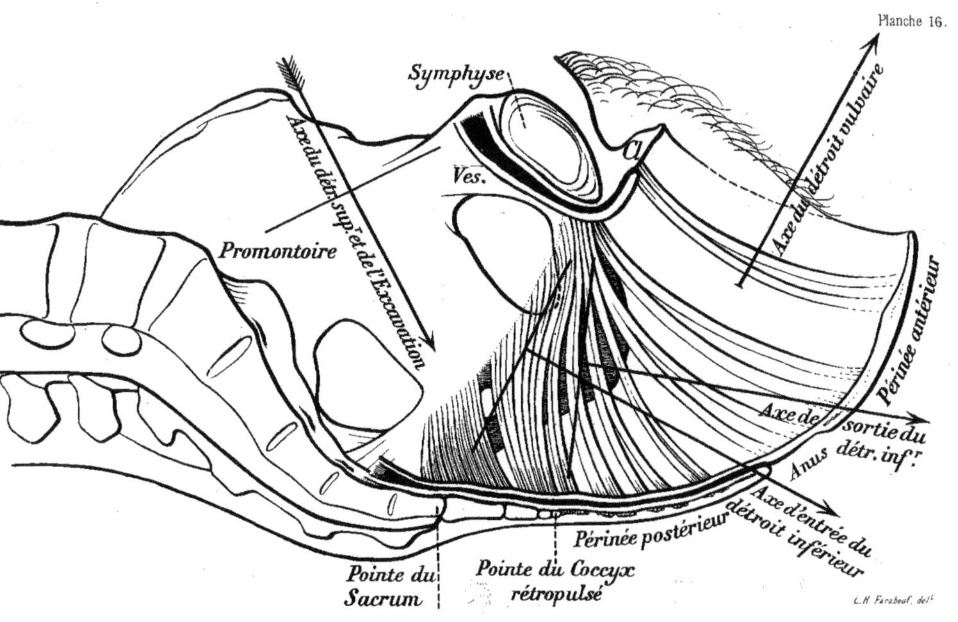

Planche 16.
Symphyse
Ves.
Promontoire
Axe du détr. sup. et de l'Excavation
Axe du détroit vulvaire
Périnée antérieur
Axe de sortie du détr. inf.r
Anus
Axe d'entrée du détroit inférieur
Périnée postérieur
Pointe du Sacrum
Pointe du Coccyx rétropulsé
L. H. Farabeuf, del.t

TABLE DES MATIÈRES

PREMIÈRE PARTIE

ÉTUDE CRITIQUE DU DÉTROIT INFÉRIEUR OSTÉO-LIGAMENTEUX
DU BASSIN OBSTÉTRICAL

DEUXIÈME PARTIE

LE DÉTROIT INFÉRIEUR MUSCULAIRE DU BASSIN OBSTÉTRICAL

LE MANS — TYPOGRAPHIE EDMOND MONNOYER

www.ingramcontent.com/pod-product-compliance
Ingram Content Group UK Ltd.
Pitfield, Milton Keynes, MK11 3LW, UK
UKHW021927070726
13614UKWH00001B/291